精神障碍康复

（供康复治疗技术、护理、临床医学专业使用）

主　编　刘　尊　刘福泉

主　审　张秋雨（沧州医学高等专科学校）

副主编　王　维　柳　净　韩　雪

编　者　（按姓氏笔画排序）

　　　　王　维（沧州医学高等专科学校）

　　　　刘　尊（沧州医学高等专科学校）

　　　　刘福泉（沧州医学高等专科学校）

　　　　闫　冰（沧州医学高等专科学校）

　　　　李树华（天津市泰达医院）

　　　　杨　阳（沧州医学高等专科学校）

　　　　柳　净（沧州医学高等专科学校）

　　　　韩　雪（沧州医学高等专科学校）

秘　书　吕　柳（沧州医学高等专科学校）

中国协和医科大学出版社

北　京

图书在版编目（CIP）数据

精神障碍康复 / 刘尊，刘福泉主编. —北京：中国协和医科大学出版社，2023.12
ISBN 978-7-5679-2249-5

Ⅰ.①精… Ⅱ.①刘… ②刘… Ⅲ.①精神障碍－康复 Ⅳ.①R749.09

中国国家版本馆CIP数据核字（2023）第169036号

精神障碍康复

主　　编：刘　尊　刘福泉
策划编辑：魏亚萌
责任编辑：魏亚萌　陈　卓
封面设计：邱晓俐
责任校对：张　麓
责任印制：张　岱

出版发行：**中国协和医科大学出版社**
　　　　　（北京市东城区东单三条9号　邮编100730　电话010-65260431）
网　　址：www.pumcp.com
经　　销：新华书店总店北京发行所
印　　刷：小森印刷（北京）有限公司

开　　本：787mm×1092mm　　1/16
印　　张：8.5
字　　数：170千字
版　　次：2023年12月第1版
印　　次：2023年12月第1次印刷
定　　价：48.00元

ISBN 978-7-5679-2249-5

近年来精神障碍发病人数的增多给家庭和社会带来了沉重的负担，这已经成为严重的社会问题。现代精神康复基于患者自主权的原则，专注于解决严重精神障碍患者的心理、社会与职业问题，旨在让患者最大限度地回归社会，提高生活质量。精神科康复治疗工作的专业化发展，成为临床康复治疗工作的革新目标。新的康复手段、医疗设备和技术不断地更新，对精神科康复治疗师提出了更高的要求，精神科康复治疗师的专业化学习成为提升康复治疗师工作质量的必然趋势。

为了满足精神科康复治疗工作岗位对康复治疗师的素质要求，为了改革和发展康复治疗教育，力争达到教学与临床工作岗位零距离对接，为了满足在校学生今后的专业方向发展，沧州医学高等专科学校在康复治疗技术专业教学中增设了"精神障碍康复"这门课程，真正体现了"以就业为导向"的办学理念。

精神障碍康复是一门实践性很强的学科，为此，沧州医学高等专科学校特地组织了多名来自教学一线和岗位一线的教师及行业专家，进行深入研究与讨论，编写了本教材。本教材在我校"创特色、保质量、求发展"的总体工作思路的指导下，依据岗位调研情况，以专业培养目标为导向，以职业技能培养为根本，力求体现高职高专教育特色。

本教材系统、全面地介绍了阿尔茨海默病康复、精神分裂症康复、抑郁障碍康复、焦虑障碍康复、儿童孤独症康复的内容。本教材文字简洁，视频资源丰富，将临床一线的新技术、新方法融入书中，力求为学生提供最前沿、最实用的精神障碍康复知识和技能。本教材适用于康复治疗技术、护理、临床医学专业学生。

本教材采用纸数融合形式出版，读者可扫描书中二维码，阅读与教材内容相关联的课程资源。

本教材在编写过程中得到编者所在学校领导和临床一线专家的大力支持，在此表示诚挚的感谢！由于编者水平有限，书中难免有疏漏之处，恳请广大读者和专家批评指正。

编　者

2023年8月

目录 Contents

项目一　阿尔茨海默病康复

▶▶ 学习目标

　　知识目标：掌握阿尔茨海默病的定义、评定方法、评定内容及治疗方法；熟悉阿尔茨海默病的临床表现；了解阿尔茨海默病的病因。

　　能力目标：能够根据患者病情选择适宜的评定方法；能够对患者进行详细评定；能够根据评定结果制订康复方案，并进行具体操作。

　　素质目标：通过课程各项目的学习、网络课程的辅助，培养学生自主学习的能力；培养学生的爱心、耐心、同情心和责任心，以及良好的人际沟通能力；培养学生坚持原则、爱岗敬业的职业素养。

任务一　认知阿尔茨海默病

任务清单

项目名称	任务清单内容
任务情景	阿尔茨海默病（Alzheimer's disease，AD）是由德国神经病学家 Alzheimer 首先进行报道并以他的名字来命名的，是中枢神经系统一种常见的以神经退行性变性为特征的老年疾病，起病隐匿，临床主要表现为渐进性认知功能障碍、人格改变及语言障碍，并伴有各种神经、精神症状，是一种全世界公认的致残率高和负担重的疾病。本病是一种严重危害老年人健康的慢性中枢神经退行性疾病。近些年来，伴随着人口老龄化问题越来越严峻，AD 患病率也逐渐增高。
任务目标	认知阿尔茨海默病，掌握阿尔茨海默病的临床表现特点。
任务要求	请你根据任务情景，通过网络搜索，完成以下任务。 （1）了解阿尔茨海默病。 （2）掌握阿尔茨海默病的临床表现。
任务实施	（1）何为阿尔茨海默病？ （2）阿尔茨海默病的临床表现。

项目名称	任务清单内容
任务总结	通过完成上述任务，你学到了哪些知识？
实施人员	
任务点评	

【做中学　学中做】请归纳总结阿尔茨海默病患者具体临床表现，填写表1-1。

表1-1　阿尔茨海默病患者临床表现

临床表现	具体表现

续表

临床表现	具体表现

相关知识

阿尔茨海默病是一种中枢神经系统原发性退行性变性疾病，临床上起病隐匿，以记忆减退和其他认知功能障碍为特征，常伴有精神行为改变和日常生活能力下降。

AD主要临床表现为认知功能障碍、言语障碍、精神行为异常、日常生活能力下降。

一、认知功能障碍

（一）记忆障碍

记忆障碍是AD早期突出症状或核心症状。一般病情在前2~4年进展缓慢。早期主要累及短时记忆，记忆保存（如3分钟内不能记住多个无关词）和学习新知识困难。患者表现为忘性大，丢三落四。例如：①家中物品常放错，不能在熟悉的地方找到，或是遗留在商店里、汽车上；②常需核对做过的事，常常依靠记事本，即使如此，也常常忘记回电话、赴约会；③重复说同样的话，一次又一次地问同一问题；④故事未讲完之前就忘了开头，因此很难看懂剧情或电影；⑤有些事可能重复做两次以上，如刷牙、洗脸、服药；⑥不能记住新地址、新场所，常常迷失方向；⑦对熟悉的面孔、地点和场所感到陌生，可在居住区或自己宅院走失；⑧记不住日期、时间，可能半夜要外出购物；⑨不认识至亲好友，视若路人，而遇生人热情招呼，宛如故友或亲人。疾病早期，学习新知识、掌握新技能的能力减退，只能从事简单、刻板的工作。

随着病情进展，远记忆也逐渐受累，记不住自己的生辰、家庭住址和生活经历。严重时，连家里有几口人，他们的姓名、年龄、职业都不能准确回答。在记忆长河中只剩下一鳞半爪的印迹。可出现错构和虚构症。

早期有的患者对自己目前状况尚有一定自知之明，知道自己记忆不如从前。有的力图掩饰或试图弥补自己的记忆缺陷，有的则持否定态度或归咎他人："我的记忆好，没有问题""我能记得多年前的往事""都是别人捉弄我，想贬低我，只要他们离我远点，就什么事都没有了"。

（二）视空间和定向障碍

视空间和定向障碍是AD早期症状之一。由于记忆是人物、时间、地点定向力的要素，因此定向力也进行性受累，如常在熟悉的环境或家中迷失方向，找不到厕所在哪儿，走错自己的卧室，散步或外出迷途不知返而浪迹街头。画图测验不能准确临摹简单立体图，韦氏成人智力量表检查显示视空间技能（如积木设计）分值最低。时间定向差，不知道今天是何年何月何日，不知道现在是上午还是下午。但不论定向力损害如何严重，意识水平还未受损。

（三）智力障碍

AD患者是一种全面性智力减退，包括理解、推理判断、抽象概括和计算等认知功能，表现为思维能力迟钝、缓慢，不能进行抽象逻辑思维，不能区分事物的异同，不能进行分析归纳。例如，"我同母亲住在一起""她多大了？""80多岁""那你呢？""我82岁""那不是你和你母亲年龄一般大？""是的"。患者由于判断力减退，会出现尽管窗外雪花纷飞，却坚持现在是盛夏的情况。

（四）失认、失用

失认、失用是AD患者常见症状。前者是患者感觉正常，但不能识别物体、地点和面容，不能认出镜中的自我。后者分为意念性失用、意念运动性失用和运动性失用。意念性失用是不能执行指令，下达指令时患者什么也不做或做的完全不相干，但是能模仿；意念运动性失用是不能模仿动作，比如敬礼、举手等；运动性失用是指不能把指令转化为有目的的动作，但是能清楚理解和描述指令的内容。

二、言语障碍

AD患者常有言语障碍，《诊断与统计手册：精神障碍》（*Diagnostic and Statistical Manual of Mental Disorders*，DSM-IV）就将失语列为诊断标准之一。言语障碍特点为含糊、刻板啰嗦、不得要领的表达方式。患者言语障碍呈特定模式，其顺序先是出现语义学词意障碍，表现为找词困难、用词不当或张冠李戴；说话啰嗦冗赘，不得要领，可出现病理性赘述；也可出现阅读和书写困难。继之出现命名性失语（能认识物体或能正确使用，但不能确切命名），最初仅限于少数物品，以后扩展到普通常见物体命名。经皮质的感觉性失语也很常见。言语障碍进一步发展为语法错误、错用词类、语句颠倒，最终音素也遭破坏而胡乱发声，不知所云，或变得缄默不语。

三、精神行为异常

1996年，国际老年精神病协会（IPA）正式将痴呆患者的感知觉、思维、心境和行为障碍命名为"痴呆的行为和心理症状"（behavioral and psychological symptoms of dementia，BPSD）。常见精神行为异常如下。

（一）妄想

AD患者因为记忆减退，不记得把东西放在哪儿而出现一种具有特征性的"偷窃"妄想。与此相类似的有因人物定向障碍，不认识家人或配偶，而认为他们是骗子，是冒名顶替者（Capgras综合征）。其他常见的妄想还有：家人、护理人员有意抛弃他（3%~18%），以及配偶不忠（1%~9%）。这些症状往往令家人倍感困惑，疲于应付，也是造成对家人人身攻击的主要原因。

（二）幻觉

AD患者幻觉发生率为21%~49%，平均为28%。幻听最常见，其次为幻视，多出现在傍晚，常为小人、儿童或矮子，其他幻觉少见。听觉或视觉有缺损的患者较易出现幻觉。应注意的是，幻觉可能为重叠于痴呆的亚急性谵妄状态，医生应排除药物或合并躯体疾病的可能。

（三）焦虑、恐惧和抑郁

对即将发生的事件的预期性焦虑和害怕独处是AD患者最常见的症状。抑郁也很常见，有报道称可高达80%。一般而言，主诉抑郁心境比无抑郁主诉者的认知损害程度轻，CT显示大脑萎缩也较轻。

（四）躁狂

有报道显示，AD患者躁狂症状发生率约为3.5%。考虑是因为脑中胆碱能系统功能不足，继发引起脑中单胺类神经递相对增强的缘故。

（五）人格改变

可表现为固执、偏激、乖戾、自我中心、自私、依赖性、漠不关心、敏感多疑、不负责任、言语粗俗、行为不顾社会规范、不修边幅、不讲卫生、不知羞耻等。人格改变多见于额、颞叶受损的患者，而且是比较特异的。

（六）行为症状

AD患者除动作单调、刻板外还有无目的或怪异行为，如藏匿物品、拾破烂、无目的漫游、攻击行为等。患者的行为症状往往随痴呆程度的加剧而加重。

近年来，人们逐渐认识到BPSD不仅会加剧病情严重程度，也是造成照料人员的精神紧张、心境压抑的主要原因，对患者本人、家人和社会造成了巨大影响。

四、日常生活能力下降

日常生活活动（activities of daily living，ADL）是指人们为了维持生存及适应生存环境而每天必须反复进行的、最基本的、最具有共性的一系列活动。广义的ADL还包括一个人在家庭、工作机构和社区里管理自己的能力。按照是否使用工具分为基础性日常生活活动（basic ADL，BADL）和工具性日常生活活动（instrumental ADL，IADL）。前者包括自理活动（如穿衣、洗漱、梳妆、如厕、洗澡等）和功能性移动（如翻身、由卧到坐、由坐到站、行走、驱动轮椅、上下楼梯等），后者是能独立生活的高级技能，常需使用各种工具（如电话、电饭煲、洗衣机、自行车等）。

AD患者多存在日常生活能力损害，疾病的进展多以生活能力的逐步下降为特征，如不能完成打电话、购物、管理钱财、烹调、整理家务、吃药、坐车等，重度AD患者不能完成自理活动，如穿衣、吃饭、大小便、修饰、洗澡等。

 知识链接

请扫码查看完成任务清单的知识锦囊。

能量小贴士

子曰："己欲立而立人，己欲达而达人。"

——《论语》

 知识拓展

一、阿尔茨海默病的流行病学

据统计目前全球约有4600万AD患者，今后还将以每20年递增1倍的速度增加，预计到2050年全世界AD患者将达1.315亿。我国2017年流行病学调查结果显示，社区60岁以上老年人的AD患病率高达16.8%，80岁以上老年人的AD患病率高达45.16%。AD的患病率急剧增长，不仅严重威胁着老年人的健康与生命安全，同时给社会和家庭带来沉重的经济负担。

二、阿尔茨海默病的病因学

目前AD的真正病因不明。过去认为是正常衰老的加速发展，即年龄是本病的重要危险因素，妇女患病常多于男性。近年来则认为是一病因犹待阐明的疾病。

（一）遗传学

现已发现在某些家族中本病有遗传倾向，有资料表明早发型AD基因分别位于21、14和1号染色体，相应的基因为APP（βA_4）、S182（早老素-1，70%~80%早发型AD由该基因突变引起）和STM2/E5-1（早老素-2，与VG早发型AD有关）。迟发型AD基因座位于19号染色体，相应的基因为ApoE。

近年来由于分子遗传学的发展，低密度脂蛋白受体相关蛋白（LRP）的基因多态性与AD的关联已得到了证实，表明12号染色体可能参与了早期AD的发病。总之，目前尚未得到肯定的结论。

（二）中枢神经递质

AD患者有很多重要神经递质或调质广泛缺失，特别是在大脑皮质和海马联合区。一般认为，AD的核心症状记忆丧失是由于乙酰胆碱缺失引起，此即AD的胆碱功能低下假说。

此外，尚有蓝斑、缝际核神经元脱失，皮质和海马的NE和5-HT含量也减少。这些神经递质缺乏可能由于皮质神经细胞原发脱失，继发引起皮质下神经元逆行性变性。NE、5-HT含量减少可能与AD患者抑郁情绪和攻击行为有关。与AD病理生理有关的两种神经肽生长抑素和促肾上腺皮质激素含量也减少，其病理生理意义尚不清楚。

（三）微量元素

早期研究发现铝及硅在NFTs和SP中含量较正常老年人高。其他金属如铁、镁、铜、锌、镉等，并没有像铝的含量在AD的神经元所特有，与其他微量金属的全面紊乱也没有任何牵联。有研究认为，铝可能促进Tau蛋白磷酸化，导致淀粉样蛋白生成。

（四）免疫反应

随着年龄的增长，免疫功能下降，自身免疫性疾病增加。理由为AD患者家族中自身免疫性疾病，如甲状腺炎的患病率高，老年斑核心发现有免疫球蛋白，AD患者脑中抗神经抗体滴度较高。

（五）其他

与AD有关的假说还有细胞周期调节蛋白障碍、氧化应激、炎性机制、线粒体功能障碍等，但研究结果有待进一步确定。

总之，AD的病因和发病机制十分复杂，目前尚未明确。

三、阿尔茨海默病的病程

本病呈慢性进行性病程，总病程一般为2~12年。有资料表明，发病早、有痴呆家族史者病程进展可能较快。通常将病程分为3期，但各期之间存在重叠与交叉，并无截然界限。

1.第一期（1~3年，早期） 表现为近记忆减退，对最近的事情遗忘突出，判断能力下降，患者不能对事件进行分析、思考、判断，难以处理复杂的问题工作或对家务劳动漫不经心，不能独立进行购物、经济事务等，社交困难，尽管仍能做些已熟悉的日常工作，但对新的事物却表现出茫然难解，情感淡漠，偶尔激惹，常有多疑；出现时间定向障得，对所处的场所和人物能做出定向，对所处地理位置定向困难，复杂结构的视空间能力差；言语词汇少，命名困难。

2.第二期（2~10年，中期） 病情继续发展，表现为远近记忆严重受损，简单结构的视空间能力下降，时间、地点定向障碍；在处理问题、辨别事物的相似点和差异点方面有严重损害；不能独立进行室外活动，在穿衣、个人卫生及保持个人仪表方面需要帮助，计算不能；可见失语、失用和失认；情感由淡漠变为急躁不安，常走动不停，可见尿失禁。

3.第三期（8~12年，后期） 患者已经完全依赖照护者、严重记忆力丧失，仅存片段的记忆；日常生活不能自理，大小便失禁，呈现缄默、肢体僵直，查体可见锥体束征阳性，有强握、摸索和吸吮等原始反射，最终昏迷，一般死于营养不良、压疮、肺炎等并发症。

四、阿尔茨海默病的诊断

2011年美国国立老化研究所（National Institute of Aging，NIA）和阿尔茨海默病学会（Alzheimer's Association，AA）成立一个专家组对1984年版AD的诊断标准进行修订，简称为NIA-AA诊断标准。

（一）NIA-AA推荐的对所有原因导致的痴呆的核心临床诊断标准

1.日常工作及一般活动能力受损。

2.生活功能和执行能力较前下降。

3.无法用谵妄或其他严重的精神疾病解释。

4.认知损害可由以下方式发现或诊断。

（1）采集患者的病史。

（2）对患者进行客观的认知功能评价（神经心理、精神状态测试，神经心理测试应在常规病史采集及精神状态检查不能提供确信诊断时进行）。

5.认知或行为受损至少包括以下功能中的2项。

（1）学习记忆新信息功能受损，症状包括：重复的发问或话语、乱放个人物品、忘记重要事件或约会、在熟悉的地方迷路。

（2）推理及处理复杂任务的能力受损、判断力受损，症状包括：对危险缺乏理解、不能胜任财务管理、决断力差、不能计划复杂的或一连串的活动。

（3）视空间能力受损，症状包括：无法识别面孔或常见物品、视力良好不能发现正前方物品、不能使用简单的工具或衣物与躯体关系定向困难。

（4）语言功能受损（说、读、写）。症状包括：说话时找词困难、犹豫，说话、拼写和书写错误。

（5）人格或行为举止改变，症状包括：非特异的情绪波动，比如激越、动机受损、主动性丧失、淡漠、动力缺乏、社会退缩、对先前所从事的活动兴趣降低、悟性丧失、强迫行为、出现社会不当行为。

（二）NIA-AA推荐的很大可能AD痴呆的核心临床诊断标准

符合上述痴呆的诊断标准，并具有以下特点。

1.隐匿起病，症状缓慢进展。

2.患者或知情者报告或医生观察到患者存在明确的认知功能恶化。

3.在询问病史和体检中发现的早期、显著的认知损害属于以下情形。

（1）遗忘症状：学习和回忆新近习得知识的功能受损。

（2）非遗忘症状。①语言障碍：最突出的是找词困难。②视空间障碍：最突出的是空间认知障碍，包括物体失认、面孔失认、视觉图像组合失认及失读。③执行功能障碍：最突出的是推理、判断和解决问题的能力受损。

4.出现以下证据则不能诊断为很可能的AD痴呆。

（1）伴发严重的脑血管病；或存在严重的白质病变。

（2）具有路易体痴呆的核心特征。

（3）具有行为变异型额颞叶痴呆的显著特征；或具有原发性进行性语义型失语或原发性进行性非流利型/语法错乱型失语的显著特征。

（4）具有其他影响认知功能的神经系统疾病及非神经系统疾病，或具有药物产生严重认知损害的证据。

（三）NIA-AA推荐的可能AD痴呆的核心临床诊断标准

符合上述痴呆的诊断标准，并具有以下特点。

1.**非典型病程** 符合核心临床诊断标准关于AD痴呆认知功能缺损的特点，但认知缺损是突然发生的，或缺少充分的病史或客观认知测试结果表明认知功能呈进行性衰退。

2.**存在可能引起痴呆的其他病因** 符合所有AD痴呆的核心临床诊断标准，

但具有以下特点。

（1）伴随脑血管疾病：卒中史与认知障碍的发生或恶化有短暂关联；或存在多发或广泛脑梗死，或存在严重的白质病。

（2）具有路易体痴呆的特点。

（3）存在其他影响认知功能的神经系统疾病及非神经系统疾病，或药物产生严重的认知损害。

在NIA-AA的AD诊断标准中，还有针对AD病理生理过程证据的很可能或可能的AD诊断标准，对于符合很可能AD痴呆核心临床症状、并具有生物标志物证据的患者，可以更加确定此病的基础是AD的病理生理学过程。然而，多种原因导致AD病理生理过程的生物标志物诊断目前仅用于研究中。

任务总结

阿尔茨海默病是老年痴呆症中最常见的一种，患者早期认知功能受损，记忆力减退；晚期则智能衰退，生活不能自理，严重影响患者生活质量并给家庭和社会带来巨大负担。随着老龄化社会的加剧，人们对阿尔茨海默病患者的关注程度逐渐提升，康复效果也得到很大程度的进步。

任务二　阿尔茨海默病康复评定

任务清单

项目名称	任务清单内容
任务情景	患者，女，74岁。因"头晕2年"就诊。当问及头晕的具体表现和发作频率时，患者语焉不详，不能回答具体的发作频率及最近一次的发作时间。患者家属反映其记忆力下降已有2年，做事经常重复，有明确的物品置放障碍，做饭不是忘记放盐就是放得过多，有时在家中找不到厕所。患者近来购物时经常付钱后忘记拿菜。近2个月患者常叫错身边熟悉的人的名字，有时发呆独坐，对新的事物却表现出茫然难解，情感淡漠；不能独立进行室外活动，在保持个人仪表方面需要帮助。既往无高血压、糖尿病、高脂血症。无特殊用药史和家族史。
任务目标	掌握阿尔茨海默病的评估工具。
任务要求	请你根据任务情景，通过网络搜索，学习阿尔茨海默病患者常用的评估工具。

项目名称	任务清单内容
任务思考	（1）阿尔茨海默病患者常用的评估工具有哪些？ （2）阿尔茨海默病患者常用的评估工具的区别。
任务实施	病例要用到哪些评估工具及使用方法？
任务总结	通过完成上述任务，你学到了哪些知识或技能？
实施人员	
任务点评	

【做中学　学中做】请归纳总结阿尔茨海默病患者评估工具的使用，填写表1-2。

表1-2　阿尔茨海默病评估工具

评估工具	具体使用方法

续表

评估工具	具体使用方法

相关知识

　　阿尔茨海默病是一种隐匿起病、高发病率、高致残率的神经退行性疾病。而老年人认知障碍问题常被漏诊，特别是轻型痴呆更易被忽视，从而延误最佳治疗。所以有必要进行痴呆的筛查和专项认知功能的评定。常用评估工具如下。

一、认知功能筛查

1.简易精神状态评价量表（mini-mental state examination，MMSE）（表1-3）　是

最具有影响的认知功能筛查工具，在国内外被广泛使用，具有敏感性好、易操作等优点。MMSE共19项，30题。该量表包括时间定向和地点定向、即刻和短时记忆、注意和计算、语言复述、阅读和语言理解及图形描述等内容。总分为0~30分。因与受教育程度有关，文盲组MMSE≤17分、小学组≤20分、中学及以上组≤24分，作为痴呆的阳性界限值。但MMSE量表也有其缺点：①受教育程度的影响大，教育程度高的老年人可能会出现假阴性，教育程度低的老年人可能会出现假阳性，对轻度认知功能障碍的检出不敏感；②记忆力检查如命名测验过于简单；③受语言的影响大，方言者可能会出现假阳性；④语言项目占绝大部分，非语言部分项目少。

表1-3　简易精神状态评价量表（MMSE）

项目		积分					
定向力（10分）	1.今年是哪一年？ 现在是什么季节？ 现在是几月份？ 今天是几号？ 今天是星期几？					1 1 1 1 1	0 0 0 0 0
	2.你住在哪个省？ 你住在哪个县（区）？ 你住在哪个乡（街道）？ 咱们现在在哪个医院？ 咱们现在在第几层楼？					1 1 1 1 1	0 0 0 0 0
记忆力（3分）	3.告诉你3种东西，我说完后，请你重复一遍并记住，待会儿还会问你（各1分，共3分）			3	2	1	0
注意力和计算力（5分）	4.100-7=？连续减5次（93、86、79、72、65。各1分，共5分。若错了，但下一个答案正确，只记一次错误）	5	4	3	2	1	0
回忆能力（3分）	5.现在请你说出我刚才告诉你让你记住的那些东西？			3	2	1	0
语言能力（9分）	6.命名能力 出示手表，问这是什么东西？ 出示钢笔，问这是什么东西？					1 1	0 0
	7.复述能力 我现在说一句话，请跟我清楚地重复一遍（四十四只石狮子）！					1	0
	8.阅读能力 （闭上你的眼睛）请你念念这句话，并按上面的意思去做！					1	0
	9.三步命令 我给您一张纸请您按我说的去做，现在开始："用右手拿着这张纸，用两只手将它对折起来，放在您的左腿上。"（每个动作1分，共3分）			3	2	1	0
	10.书写能力 要求受试者自己写一句完整的句子					1	0

续表

项目		积分					
语言能力（9分）	11.结构能力 （出示图案）请你按照上面图案画下来！ 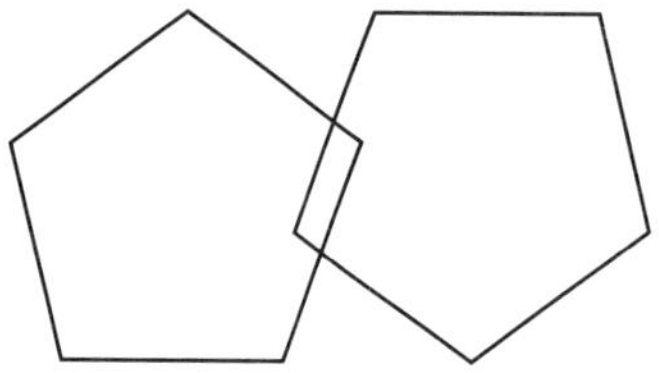					1	0

2.蒙特利尔认知评估量表（montreal cognitive assessment scale，MoCA）（图1-1） 由加拿大Nasreddine等根据临床经验并参考MMSE的认知项目和评分而制定，用来对认知功能异常进行快速筛查的评定工具。该量表包括注意与集中、执行功能、记忆、语言、视结构技能、抽象思维、计算和定向力8个认知领域的11个检查项目。总分为30分，≥26分正常，其敏感性高，对于轻度认知功能障碍的筛查更具敏感性。

姓名：_______ 性别：_______ 年龄：_______ 教育年限：_______ 评估日期：_______

视空间与执行功能			得分
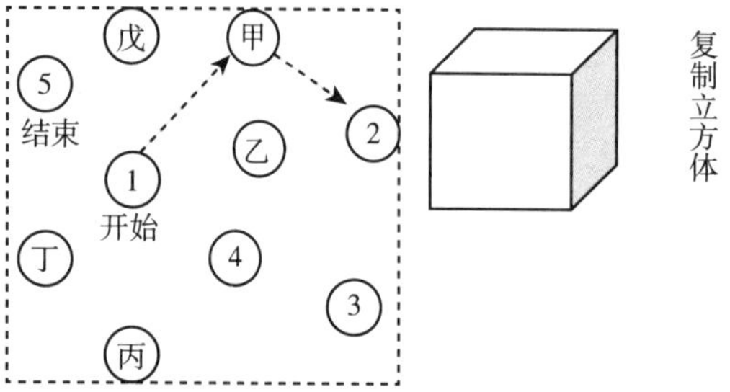	复制立方体	画钟表（11点过10分）（3分）	__/5
[ ]	[ ]	轮廓[ ] 指针[ ] 数字[ ]	
命名			
[ ] [ ] [ ]			__/3

记忆	读出下列词语，然后由患者重复上述过程2次，5分钟后回忆		面孔	天鹅绒	教堂	菊花	红色	不计分
		第一次						
		第二次						

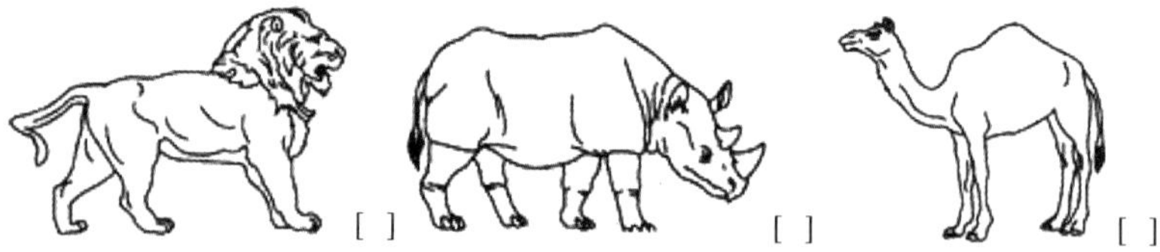

图1-1　蒙特利尔认知评估量表（MoCA）

注意	读出下列数字，请患者重复（每秒1个）	顺背[ ]	21854	__/2
		倒背[ ]	742	

读出下列数字，每当数字出现1时，患者敲1下桌面，错误数大于或等于2不给分 　　　　　　　[ ]52139411806215194511141905112	__/1

100连续减7　[ ]93　[ ]86　[ ]79　[ ]72　[ ]65 　　　　　　　4~5个正确得3分，2~3个正确得2分，1个正确得1分，0个正确得0分	__/3

语言	重复：	"我只知道今天张亮是帮过忙的人"[ ] "当狗在房间里的时候，猫总是藏在沙发下"[ ]				__/2
	流畅性：	在1分钟内尽可能多地说出动物的名字[ ] _____（n≥11名称）				__/1

抽象	词语相似性：香蕉—桔子＝水果　[ ]火车—自行车　[ ]手表—尺子					__/2

延迟回忆	没有提示：	面孔 [ ]	天鹅绒 [ ]	教堂 [ ]	菊花 [ ]	红色 [ ]	只在没有提示的情况下给分	__/5
选项	类别提示：							
	多选提示：							

定向	[ ]星期　　[ ]月份　　[ ]年　　[ ]日　　[ ]地点　　[ ]城市	__/6

正常≥26/30	总分　__/30 教育年限≤12年加1分

图1-1（续图）

二、认知功能评定

（一）阿尔茨海默病评定量表认知部分（Alzheimer's disease assessment scale-cognitive section，ADAS-cog）（图1-2）

由Roen等修订，用于评估阿尔茨海默病的认知功能，既可辅助诊断，又可评价疾病的进展。认知部分内容包括定向、语言、结构、观念的运用、词语即刻回忆与词语再认，共11题，费时15~30分钟，满分70分。ADAS-cog的优点：覆盖了INCDS-ADRDA和美国DSM-IV有关痴呆诊断标准要求检测的主要认知领域，包括记忆障碍、失语、失用、失认，是目前应用最广泛的抗痴呆药物临床试验的疗效评价工具。通常将改善4分（相当于月平均自然下降分数）作为治疗显效的判定标准。

1.单词记忆						
单词	第一次		第二次		第三次	
	回忆出	未回忆出	回忆出	未回忆出	回忆出	未回忆出
家庭	☐	☐	☐	☐	☐	☐
硬币	☐	☐	☐	☐	☐	☐
铁路	☐	☐	☐	☐	☐	☐
儿童	☐	☐	☐	☐	☐	☐
军队	☐	☐	☐	☐	☐	☐
旗子	☐	☐	☐	☐	☐	☐
皮肤	☐	☐	☐	☐	☐	☐
图书馆	☐	☐	☐	☐	☐	☐
麦子	☐	☐	☐	☐	☐	☐
海洋	☐	☐	☐	☐	☐	☐
得分						

2.物体命名	对	错		对	错
花	☐	☐	拇指	☐	☐
沙发	☐	☐	示指	☐	☐
哨子	☐	☐	中指	☐	☐
铅笔	☐	☐	环指	☐	☐
毽子	☐	☐	小手指	☐	☐
假面具	☐	☐			
剪刀	☐	☐			
梳子	☐	☐			
钱夹	☐	☐			
口琴	☐	☐			
听诊器	☐	☐			
钳子	☐	☐			

3.命令	对	错
握拳	☐	☐
指天花板，然后指向地面	☐	☐
将铅笔放在卡片的上面，然后将其放回去	☐	☐
把手表放在铅笔的另一边，然后把卡片翻过来	☐	☐
用一只手的两个手指在每一边肩膀上各拍两下，同时要一直闭着眼睛	☐	☐

4.结构性练习	对	错
圆圈	☐	☐
叠放在一起的长方形	☐	☐
菱形	☐	☐
立方体	☐	☐

图1-2　阿尔茨海默病评定量表认知部分（ADAS-cog）

5.意向性练习	对	错
叠信 将信放入信封内 将信封封口 在信封上写地址 在贴邮票处作标记	☐ ☐ ☐ ☐ ☐	☐ ☐ ☐ ☐ ☐
6.定向力	对	错
姓名_____ 星期_____ 日期（可相差一天）_____ 月份_____ 年份_____ 季节（季节变换前1周/后2周）_____ 一天中的钟点（误差1小时内）_____ 地点（部分命名也可接受）_____	☐ ☐ ☐ ☐ ☐ ☐ ☐ ☐	☐ ☐ ☐ ☐ ☐ ☐ ☐ ☐

得分：
1.单词回忆任务：_____　2.物体命名：_____
3.命令：_____　4.结构性练习：_____
5.意向性练习：_____　6.定向力：_____

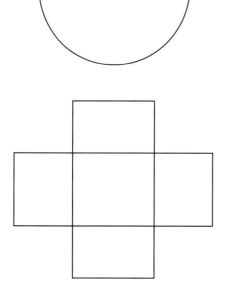
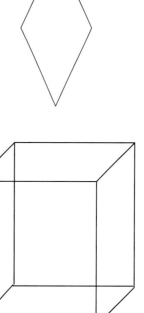

图1-2（续图）

7.单词辨认任务								
	是（旧）	否（新）		是（旧）	否（新）		是（旧）	否（新）
寂静	☑		气泡	☑		猴子		☑
肘		☑	角落	☑		寂静	☑	
女儿	☑		珠宝		☑	岛屿		☑
粉末		☑	淋浴器		☑	季节		
运河		☑	村庄	☑		黎明	☑	
前额	☑		前额	☑		针		☑
老虎	☑		寂静	☑		回声	☑	
黎明	☑		老虎	☑		牛		☑
龙		☑	会议		☑	角落	☑	
卧室		☑	容器	☑		王国		
姐姐		☑	汽车		☑	老虎	☑	
乞丐	☑		洋葱		☑	物体	☑	
回声	☑		乞丐	☑		乞丐	☑	
侄子		☑	警报		☑	喷泉		☑
义务		☑	回声	☑		村庄	☑	
村庄	☑		勇气	☑		人民		
角落	☑		女儿	☑		猎人		
橄榄树		☑	物体	☑		前额	☑	
音乐		☑	器官		☑	投手		
勇气	☑		饮料		☑	容器	☑	
容器	☑		水盆		☑	女儿	☑	
丝带		☑	夹克		☑	勇气	☑	
物体	☑		黎明	☑		贝壳		☑
项链		☑	市长		☑	百合		☑
得分			得分			得分		

图1-2（续图）

	评分	评分标准
8.回忆测验指令	☐	0=无； 1=很轻，忘记一次； 2=轻度，必须提醒2次； 3=中度，必须提醒3或4次； 4=中重度，必须提醒5或6次； 5=重度，必须提醒7次或7次以上
9.口头语言能力	☐	0=无； 1=很轻，有一次缺乏可理解性情况； 2=轻度，<25%的时间内存在言语可理解性困难； 3=中度，必须提醒3或4次； 4=中重度，必须提醒5或6次； 5=重度，必须提醒7次或7次以上
10.找词困难	☐	0=无； 1=很轻，出现1~2次找词困难，临床意义不明显； 2=轻度，明显的赘述或用同义词代替； 3=中度，有时缺词，且无替代词； 4=中重度，频繁缺词，且无替代词； 5=重度，几乎完全缺乏有内容的单词，言语听起来空洞，说一两个词即中断
11.口头语言理解能力	☐	0=无理解能力差的依据； 1=很轻，有1次理解错误的情况； 2=轻度，3~5次理解错误的情况； 3=中度，需要多次重复和反复解说短语方能理解； 4=中重度，仅偶尔做出正确的反应；即"是-否"的问题； 5=重度，极少对问题做出恰当反应，而且并非因言语贫乏所致
12.注意力	☐	0=无； 1=很轻，有1次注意力不集中； 2=轻度，有2~3次注意力不集中，出现烦躁不安和心不在焉的表现； 3=中度，访谈过程中4~5次注意力不集中； 4=中重度，访谈过程中很多时候注意力不集中和/或经常注意力涣散； 5=重度，极其难以集中注意力，无数次出现注意力涣散，无法完成测试任务

得分

8.回忆测验指令：_____ 9.口头语言能力：_____

10.找词困难：_____ 11.口头语言理解能力：_____

12.注意力：_____

图1-2（续图）

（二）临床痴呆评定量表（clinical dementia rating scale，CDR）（表1-4）

CDR一般由医生完成，评定的领域包据记忆、定向能力、判断和解决问题的能力、工作和社会交往能力、家庭生活和个人业余爱好、独立生活自理能力等。对以上各项分别做出从无害到重度损害5级评估，但每一项得分并不叠加，而是根据总的评分标准将6项能力综合成一个总分，其结果以0分、0.5分、1分、2分、3分表示，分别评定为正常、可疑、轻度、中度、重度5级。CDB的信度和效度均较高，是目前西方使用较多的对痴呆程度评定的工具。

表1-4 临床痴呆评定量表（CDR）

项目	正常 CDR=0	可疑痴呆 CDR=0.5	轻度痴呆 CDR=1	中度痴呆 CDR=2	重度痴呆 CDR=3
记忆力	无记忆力缺损或只有轻微不恒定的健忘	轻微、持续的健忘；对事情能部分回忆；"良性"健忘	中度记忆缺损；对近事遗忘突出；缺损对日常生活活动有妨碍	严重记忆缺损；仅能记住过去非常熟悉的事情；对新发生的事情则很快遗忘	严重记忆力丧失；仅存片断的记忆
定向力	完全正常	除了在时间关系定向上有轻微困难外，定向力完全正常	在时间关系定向上有中度困难；对检查场所能做出定向；对其他的地理位置可能有定向	在时间关系上严重困难，通常不能对时间作出定向；常有地点失定向	仅有人物定向
判断和解决问题的能力	能很好地解决日常、商业和经济问题，能对过去的行为和业绩做出良好的判断	仅在解决问题、辨别事物间的相似点和差异点方面有轻微的损害	在处理问题和判断问题上有中度困难；对社会和社会交往的判断力通常保存	在处理问题、辨别事物的相似点和差异点方面有严重损害；对社会和社会交往的判断力通常有损害	不能做出判断，或不能解决问题
社会事物	在工作、购物、一般事务、经济事务、帮助他人和与社会团体社交方面，具有通常水平的独立活动能力	在这些活动方面有损害的话，仅是可疑的或轻微的损害	虽然仍可以从事部分活动，但不能独立进行这些活动；在不经意的检查中看起来表现正常	很明显地不能独立进行室外活动；但看起来能够参加家庭以外的活动	不能独立进行室外活动，看起来病得很重，也不可能参加家庭以外的活动
家庭生活业余爱好	家庭生活、业余爱好、智力均保持良好	家庭生活、业余爱好、智力活动仅有轻微的损害	家庭生活有轻度而肯定的损害，较困难的家务事被放弃；较复杂的业余爱好和活动被放弃	仅能做简单的家务事；兴趣减少且非常有限，做得也不好	在自己卧室多，不能进行有意义的家庭活动
个人照料	完全自理		需要监督	在穿衣、个人卫生及保持个人仪表方面需要帮助	个人照料需要更多帮助；通常不能控制大小便

注：只有当损害是由于认知功能缺损引起时才进行记分，由其他因素（如肢体残疾）引起的不记分。

三、精神行为异常评定

神经精神症状问卷（neuropsychiatric inventory，NPI）（表1-5）

NPI评价12个常见痴呆的精神行为症状，包括妄想、幻觉、激越、抑郁、焦虑、淡漠、欣快、脱抑制行为、异常动作、夜间行为紊乱、饮食异常。NPI的评分要根据对照料者的一系列提问来评分，而且既要评定症状的发生频率，也要评定严重程度。病情严重程度按3级评分，即轻度、中度、重度分别评为1级、2级、3级；发生频率按4级评分。另外，该量表还要求评定照料者的心理痛苦，按6级评分评定。

表1-5 神经精神症状问卷（NPI）

项目	有 无	严重度			发生频率				苦恼程度					
妄想 患者是否一直都有不真实的想法？比如说，一直坚持认为有人要害他/她，或偷他/她的东西。	□ □	1	2	3	1	2	3	4	0	1	2	3	4	5
幻觉 患者是否有幻觉，比如虚幻的声音或影像？他/她是否看到或听到并不存在的事情？	□ □	1	2	3	1	2	3	4	0	1	2	3	4	5
激惹/攻击行为 患者是否有一段时间不愿意和家人配合或不愿别人帮助他/她？他/她是否很难相处？	□ □	1	2	3	1	2	3	4	0	1	2	3	4	5
抑郁/心境不悦 患者是否显得悲伤或忧郁？他/她是否曾说过他/她的心情悲伤或忧郁？	□ □	1	2	3	1	2	3	4	0	1	2	3	4	5
焦虑 患者是否害怕和你分开？患者是否会有其他神经质的症状，比如喘不过气、叹气、难以放松或过分紧张？	□ □	1	2	3	1	2	3	4	0	1	2	3	4	5
过度兴奋/情绪高昂 患者是否感觉过分的好或者超乎寻常的高兴？	□ □	1	2	3	1	2	3	4	0	1	2	3	4	5
淡漠/态度冷淡 患者是否对他/她常做的事情和别人的计划、事情不感兴趣？	□ □	1	2	3	1	2	3	4	0	1	2	3	4	5
行为失控 患者是否显得做事欠考虑？例如，对陌生人夸夸其谈，或者出口伤人？	□ □	1	2	3	1	2	3	4	0	1	2	3	4	5
易怒/情绪不稳 患者是否不耐烦和胡思乱想？是否无法忍受延误或等待已经计划好的活动？	□ □	1	2	3	1	2	3	4	0	1	2	3	4	5
异常举动 患者是否有不断的重复行为，如在房子里走来走去、不停地系扣子、把绳子绕来绕去或者重复地做其他事情？	□ □	1	2	3	1	2	3	4	0	1	2	3	4	5
夜间行为 患者是否会半夜吵醒你？是否起来太早？或者在白天睡的太多？	□ □	1	2	3	1	2	3	4	0	1	2	3	4	5

续表

项目	有 无	严重度			发生频率				苦恼程度					
食欲/饮食变化 患者的体重有没有增加或减轻？他/她 喜欢的食物种类有没有变化？	□ □	1	2	3	1	2	3	4	0	1	2	3	4	5

注：频率：1=偶尔（每周小于1次）；2=经常（每周约1次）；3=频繁（每周数次，但不是每天都有）；4=非常频繁（每天1次或数次）。

严重度：1=轻度，对患者几乎没有造成困扰；2=中度：对患者造成较多困扰，但照顾者能改变患者行为；3=非常严重：患者的障碍大，行为难以改变。

苦恼程度：该症状带给照顾者的苦恼程度。0=一点不苦恼；1=有一点苦恼；2=轻度苦恼；3=中度苦恼；4=重度苦恼；5=非常严重的苦恼。

四、日常生活活动能力评定

（一）日常生活活动能力量表（activities of daily living，ADL）（表1-6）

ADL主要用于老年期痴呆患者日常生活能力评定，是制订护理和康复方案及评定药物疗效和康复练习效果的重要参考指标。最常用的是 Lawton 和 Brody 等 1969 年制订的，由6项躯体自理量表（physical self-maintenance scale，PSMs）及8项工具性日常生活活动能力量表（IADL）组成，评定内容包括打电话、购物、备餐、做家务、洗衣、使用交通工具、服药和自理钱财。该量表项目细致，简明易懂，便于询问。但ADL受多种因素，如年龄，视、听或运动功能障碍，躯体疾病，情绪低落等的影响，因此对ADL结果的解释应慎重。

表1-6　日常生活活动能力量表（ADL）

项目	圈出最符合的情况			
1.自己搭公共交通工具	1	2	3	4
2.到家附近的地方去（步行范围）	1	2	3	4
3.自己做饭（包括生火）	1	2	3	4
4.做家务	1	2	3	4
5.吃药	1	2	3	4
6.吃饭	1	2	3	4
7.穿衣服、脱衣服	1	2	3	4
8.梳头、刷牙等	1	2	3	4
9.洗自己的衣服	1	2	3	4
10.在平坦的室内行走	1	2	3	4
11.上下楼梯	1	2	3	4

续表

项目	圈出最符合的情况			
12.上下床，坐下或站起	1	2	3	4
13.提水煮饭、洗澡	1	2	3	4
14.洗澡（水已放好）	1	2	3	4
15.剪脚趾甲	1	2	3	4
16.逛街、购物	1	2	3	4
17.定时去厕所	1	2	3	4
18.打电话	1	2	3	4
19.处理自己钱财	1	2	3	4
20.独自在家	1	2	3	4

注：评分4级：1级＝可由自己完成，无困难；2级＝完成有些困难；3级＝需要帮助；4级＝能力丧失，根本无法完成。

受试者从未做过或无从了解的项目，则记"9分"，不记入总分。以总分20分为正常，单项1分为正常，2~4分为功能低下。总分＞20分应有不同程度的功能下降。

（二）社会功能活动问卷（functional activities questionnaire，FAQ）（表1-7）

本问卷目前在IADL中效度最高，且所有评定项目均为IADL内容，故在评定IADL时应做为首选。

表1-7 社会功能活动问卷（FAQ）

项目	正常或从未做过，但能做（0分）	困难，但可单独完成或从未做过（1分）	需要帮助（2分）	完全依赖他人（3分）
1.每月平衡收支的能力				
2.工作能力				
3.能否到商店买衣服、杂货和家庭用品				
4.有无爱好、会不会下棋和打扑克				
5.会不会做简单的事，如点炉子、泡茶等				
6.会不会准备饭菜				
7.能否了解最近发生的事件（时事）				
8.能否参加讨论和了解电视、书和杂志的内容				
9.能否记住约会时间、家庭节日和服药				
10.能否拜访邻居、自己乘坐公共交通工具				
总分				

注：结果分析：FAQ<5分为正常；FAQ≥5分表示该患者在家庭和社区中不能独立，但并未痴呆，仅说明社会功能有问题，尚需临床进一步检查确定。在做以上内容评定时，需要注意患者在发病前是否做过此类活动（如下棋、打扑克和买东西等），以便客观综合地打分。

知识链接

请扫码查看完成任务清单的知识锦囊。

 能量小贴士

子曰:"知者不惑,仁者不忧,勇者不惧。"

——《论语》

 知识拓展

其他评定量表

(一)画钟试验(clock drawing task,CDT)

徒手画钟表是一项复杂的行为活动,除了空间构造技巧外,尚需记忆、注意、抽象思维、设计、布局安排、运用、数字、计算、时间和空间定向概念、运作的顺序等多种认知功能。画钟试验操作简单,耗时较短(1~5分钟),受文化程度、种族、社会经济状况等因素的影响较小,在门诊非常实用,在早期痴呆患者的筛查、判断痴呆的严重程度、判断预后等方面均有意义。

CDT虽有多种评定方法,但"0~4分法"(0~4 point method)更简单、敏感和易行。

1.方法 要求患者画一表盘面,并把表示时间的数目字写在正确的位置,待患者画一圆并添完数字后,再嘱患者画上大小或分时针,把时间指到11点10分。

2.记分 ①画一封闭的圆为1分;②数目字位置正确为1分;③12个数目字无遗漏为1分;④分时针位置正确为1分。

4分为认知功能正常,3~0分为轻度、中度和重度的认知功能障碍。

(二)Hachinski缺血指数量表(Hachinski inchemic score,HIS)

本量表是1975年由Hachinski制定的血管性痴呆简易检查量表。该版本采用由量表协作研究组(樊彬等)于1988年修订的中国常模,是专门用于血管性痴呆简易检查和鉴别的量表,由13个项目组成,它来源于临床经验,有Hachinski与Rosen两种记分法,本测试采用Hachinski记分法(表1-8)。

表1-8 Hachinski缺血指数量表（HIS）

姓名＿＿＿性别＿＿＿年龄＿＿＿岁，文化程度＿＿＿脑血管病史：有（ ）无（ ）
请根据患者的实际情况，选择最符合患者情况的答案。

临床发现	是	否
突发急性起病	2	0
阶梯式恶化	1	0
波动式病程	2	0
夜间意识模糊	1	0
人格相对保持完整	1	0
抑郁	1	0
躯体不适叙述	1	0
情感失禁	1	0
高血压病史	1	0
卒中病史	2	0
动脉硬化	1	0
局灶神经症状	2	0
局灶神经体征	2	0
总分		

注：HIS总分为13项的累积总分，满分为18分，4分以下，为AD；4~7分，为混合性痴呆；7分以上，为血管性痴呆。

（三）汉密尔顿抑郁量表（Hamiliton rating scale for depression，HAMD）

由汉密尔顿（Hamilton）于1960年编制，是临床上评定抑郁状态时应用得最为普遍的量表。本量表有17项、21项和24项3种版本，这里介绍的是24项版本。

具体内容详见项目四"抑郁障碍康复评定"的相关内容。

任务总结

临床用途	常用量表	特点
认知功能筛查	简易精神状态评价量表（MMSE）	临床最常用
	蒙特利尔认知评估量表（MoCA）	敏感度高，可筛查轻度认知功能障碍
	画钟试验（CDT）	最简便
认知功能评定	阿尔茨海默病评定量表认知部分（ADAS-Cog）	用于轻、中度AD临床研究
精神行为异常评定	神经精神症状（NPI）问卷	
痴呆分级	临床痴呆评定（CDR）量表	
日常生活活动能力评定	日常生活活动能力（ADL）量表	常用
	社会功能活动问卷（FAQ）	
鉴别与排除诊断	Hachinski缺血量表（HIS）	鉴别AD与血管性痴呆
	汉密尔顿抑郁量表（HAMD）	鉴别AD与抑郁症

任务三　阿尔茨海默病康复治疗

任务清单

项目名称	任务清单内容
任务情景	经过专业机构诊断病例一很可能患有阿尔茨海默病，诊断结果如下。 病例： （1）认知功能障碍：记忆障碍、视空间和定向障碍、失认。 （2）精神行为异常：焦虑、淡漠。 （3）日常生活能力下降：不能独立搭公共车辆、逛街、购物、处理钱财。
任务目标	根据病例诊断结果制订康复方案。
任务要求	请你根据任务情景，通过搜索，完成以下任务。 根据诊断报告为病例制订合适的训练。
任务思考	不同患者相似的临床症状，治疗方法是否完全相同。

项目名称	任务清单内容
任务实施	病例：不同障碍的训练 （1）认知障碍训练。 （2）精神行为异常训练。 （3）日常生活能力训练。
任务总结	通过完成上述任务，你学到了哪些知识？
实施人员	
任务点评	

【做中学　学中做】请为阿尔茨海默病患者设计一项提高记忆力的作业治疗活动。

做中学 学中做	

相关知识

一、作业治疗

非药物治疗是药物治疗的有效补充，可以帮助 AD 患者保持或者改善认知功能和日常生活能力，同时也可以减少焦虑、抑郁、淡漠、夜间徘徊和睡眠障碍等精神行为症状。非药物治疗由于操作方便，不良反应小、患者及家属更容易接受等原因而越来越受关注。同时，很多非药物治疗的方法可以在家庭开展，在延缓病情的同时，还能增加家庭成员之间的沟通互动和亲情。

（一）认知训练

认知训练可以保留或者改善认知障碍患者某些特定的认知功能，同时，还可以利用他们残留的学习和记忆能力等通过认知训练的方法，更好地完成实际生活中的任务，改善认知功能、精神行为和日常生活能力多方面的症状，从而提高他们的生活质量，减轻照料者负担。

研究显示，认知训练对于痴呆程度较轻的患者作用较大，对中至重度患者作用尚不肯定。

1.记忆力训练　记忆力训练是通过训练，以正常或损害较轻的功能代偿受损或损害较重的功能，从而达到改善或补偿记忆障碍的目的，主要包括内辅助法、外辅助法、环境适应3个方面。

（1）内辅助法：重点利用并强化仍保留的记忆中的信息，同时要考虑记忆障碍的特异性。

1）助记法：首词记忆法、图像法、联想法、故事法和分段法等。

2）无错误性学习：是一种消除学习中不正确反应的康复训练技术，贯穿整个学习过程中，学习者从容易辨别的项目开始，通过逐渐增加作业难度让其不失败。训练时为避免犯错误，直接给学习者正确答案或让其执行很容易、不可能出现错误的任务，这个训练技术原理是激活了正确反应，抑制了错误反应的激活及其对正确反应的竞争，从而促进认知功能改善。

3）书面材料的学习：如PORST法：P（preview），预习要记住的内容；Q（question），向自己提问与问题有关的问题；R（read），为回答问题而仔细地阅读资料；S（state），反复陈述阅读过的资料；T（test），用回答问题的方式来检验自己的记忆。

（2）外辅助法：是指利用身体外部的辅助物或提示来帮助记忆的方法，是一类代偿技术，适用于年轻、记忆障碍不重、其他认知障碍较少的患者。

1）储存类工具，如笔记本、计算机等。在患者能读能写时应用，大小便于随身携带。

2）提醒类工具，如闹钟、便携帖，起到随时提醒的作用。

3）电子辅助记忆设备。

（3）环境适应：该方法的目的是减轻记忆负荷，适用于记忆障碍较重的患者。

1）安排环境：将各种物品分类。

2）改造家居物品或环境。

3）使用定时灯泡、电水壶。

2.注意力训练 包括注意广度训练、注意的维持与警觉性训练、注意的选择性训练、注意的转移性训练、注意的分配训练等。

（1）注意广度训练：在同一时间内给患者快速呈现一定数量的数字、字母、图片或积木，让患者说出具体数量、名称。

（2）注意的维持与警觉性训练：视觉、听觉、反应时训练。

（3）注意的选择性训练：视觉注意、听觉注意选择。

（4）注意的转移性训练：准备两种不同的作业，拼图或画画，给予指令"转换"，患者停止拼图而改为画画。

（5）注意的分配训练：一种任务达到一定的熟练程度后，加入另外一种活动同时进行，如听觉–听觉任务、听觉–视觉任务。

3.感知觉功能训练 包括失认症训练、失用症训练、行为障碍训练。

4.思维训练方法 包括读取报纸信息、排列顺序、分类和解决问题能力训练。

（二）治疗性作业活动

治疗性作业活动是作业治疗的重要组成部分，是通过精心选择的、具有针对性的作业活动。通常采用集体活动的方式（如活动小祖）进行，可提供各种有乐趣的活动，侧重于让AD患者参加一般性的活动和讨论（非针对某一特定认知功能），从而提高其认知和社会功能，这些活动包括各种刺激思考力和记忆力的活动，比如讨论过去和现在的事件和感兴趣的主题、单词游戏、拼图、绘画、书法、音乐和烘焙等。这既能帮助AD患者维持和提高现有功能，还能减轻患者的焦虑情绪，增强自信心，提高成就感，改善社会交往能力和人际关系。

（三）日常生活能力训练

日常生活能力训练主要通过尽量督促患者独立进行吃饭、刷牙等基本的日常活动，使AD患者掌握基本的日常生活技能。此外，对于大小便失禁患者，应注意积极引导进行排尿、排便等训练。

二、运动治疗

运动疗法内容多样，国内外针对AD患者采用的运动疗法主要为慢跑、太极拳、有氧体操、功率自行车中的一项或几项。

AD患者选择合适的运动疗法进行长时间锻炼能够延缓或改善认知、ADL及生活质量、精神症状中的一项或多项。认知功能与运动量存在相关性，运动量过少可能是认知功能下降的危险因素，增加运动量可以减缓认知功能恶化的进程。另外，运动还能改善老年人的睡眠质量，降低焦虑，防止跌倒等，从而改善 AD 患者的生活质量和预后。运动疗法对于防治早期 AD 具有重要而深远的意义。

 知识链接

请扫码查看完成任务清单的知识锦囊。

 能量小贴士

子曰："见贤思齐焉，见不贤而内自省也。"

——《论语》

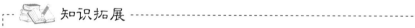 **知识拓展**

一、康复治疗原则

1.早发现，早治疗，尽早识别认知障碍，及时减轻或缓解症状。

2.利用各种有效的手段配合药物对患者进行全面改造。

3.帮助患者适应环境，减少痴呆的影响。

4.家庭训练和医生指导相结合，提高生活自理能力。

二、康复治疗目标

1.改善认知功能。

2.延缓或阻止痴呆的进展。

3.抑制和逆转痴呆早期部分关键性病理过程。

4.提高患者的日常生活能力和改善生活质量。

5.减少并发症，延长生存期。

6.减少看护者的照料负担。

三、其他康复治疗方法

（一）药物治疗

1.促智药或改善认知功能的药物 目的在于改善认知功能，延缓疾病进展，逆转痴呆的病理过程，提高患者日常生活能力，改善生活质量。这类药物的研制和开发正方兴未艾，新药层出不穷。目前循证依据提示可改善患者的认知功能和行为的药物有胆碱酯酶抑制剂（如多奈哌齐、重酒石酸卡巴拉汀等）和谷氨酸受体拮抗剂（如盐酸美金刚）等。

2.改善痴呆的行为精神症状（BPSD）的药物 BPSD既是痴呆症状中对患者和家属生活质量影响最突出的症状，又是医学干预最有可能奏效的症状。常用药物为抗精神病药物（如氟哌啶醇、利培酮等）、抗抑郁药物（如舍曲林、西酞普兰等）、抗焦虑药物（如阿普唑仑、氯硝西泮等）和心境稳定剂等。

药物治疗BPSD必须遵循的几条原则：①治疗一定要针对"靶症状"，切忌无的放矢或盲目用药；②以最小有效量进行治疗；③根据病情变化动态调整药物剂量，如症状加重适当加药、症状减轻或消失则适当减药或酌情停药；④起始剂量宜小、剂量调整的幅度宜小、剂量调整间隔的时间宜长；⑤始终警惕药物的不良反应以及药物之间的相互作用。

（二）中医传统康复

痴呆属于中医学"呆病"范畴，发生常与先天遗传、年迈体虚、七情内伤、久病耗损等因素有关。本病病位在脑，与心、肝、脾、肾功能失调有关。基本病机是髓海不足，神机失用。

针刺治疗如下。治法：填精益髓，醒脑调神。取督脉穴为主。主穴：百会、四神聪、风府、太溪、悬钟、足三里。配穴：髓海不足配肾俞；脾肾两虚配脾俞、肾俞；痰浊蒙窍配丰隆；瘀血内阻配膈俞、内关。操作：毫针常规刺，百会针后加灸。

任务总结

随着世界人口老龄化进程的加快，AD已成为影响人类健康的又一重大疾病。AD病因尚未明确，药物治疗仅限于改善症状和延缓病情进展，缺乏高效特异性治疗方法。综合康复治疗通过作业疗法、运动疗法、中医传统康复、心理康复、康复护理等方式，有效改善患者病情，充分调动患者的积极主动性，有效挖掘自身的认知及生活潜力，减轻疾病对患者及家庭造成的巨大的精神压力和经济负担。

扫码查看知识测试与能力训练

项目二　精神分裂症康复

>> 学习目标

　　知识目标：掌握精神分裂症的概念、评定方法、评定内容及治疗方法；熟悉精神分裂症的临床表现；了解精神分裂症的病因。

　　能力目标：能够根据患者病情选择适宜的评定方法；能够用评定方法对患者进行详细评定；能够根据评定结果制订康复方案，并进行具体操作。

　　素质目标：通过课程各项目的学习、网络课程的辅助，培养学生自主学习的能力；培养学生富有爱心、耐心、同情心和责任心，以及良好的人际沟通能力；培养学生坚持原则、爱岗敬业的职业素养。

任务一　认知精神分裂症

任务清单

项目名称	任务清单内容
任务情景	精神分裂症是一组病因未明的精神疾病，多在青壮年期缓慢或亚急性起病，临床表现为症状各异的综合征，涉及感知觉、思维、情感和行为等多方面的障碍及精神活动的不协调。患者一般意识清晰，智力基本正常，但部分患者在疾病过程中会出现认知功能的损害。病程一般迁延，呈反复加重或恶化，部分患者最终出现衰退和精神残疾，但有的患者经过治疗可保持痊愈或基本痊愈的状态。
任务目标	认知精神分裂症，掌握精神分裂症的临床表现特点。
任务要求	请你根据任务情景，通过网络搜索，完成以下任务。 （1）了解精神分裂症。 （2）掌握精神分裂症的临床表现。
任务实施	（1）何为精神分裂症？ （2）精神分裂症的临床表现。

项目名称	任务清单内容
任务总结	通过完成上述任务，你学到了哪些知识？
实施人员	
任务点评	

【做中学　学中做】请归纳总结精神分裂症患者具体的临床表现，填写表2-1。

表2-1　精神分裂症患者的临床表现

临床表现	具体表现

相关知识

精神分裂症是一组病因未明的精神病，多见于青壮年，起病缓慢，具有思维、情感、行为等多方面障碍及精神活动的不协调。患者通常意识清楚，可出现认知功能损害。自然病程多迁延、反复、加重或恶化，部分患者可保持痊愈或基本痊愈状态。

一、临床表现

本病的临床表现十分复杂，几乎精神科的全部精神症状和症状群在本病的不同时期和不同类型均可出现，但无论如何，精神分裂症自身的临床表现具有其特征性，即具有思维、情感、行为意向的不协调和脱离现实环境的特点。以下是精神分裂症的一些常见特征性表现。

（一）思维障得

精神分裂症患者的思维障碍常为思维形式障碍（又称思维联想障碍）和思维内容障碍。

1.思维联想障碍 思维联想障碍症状群是精神分裂症的临床表现之一，表现为思维联想过程缺乏连贯性和逻辑性，是精神分裂症最具有特征性的表现。精神分裂症患者常见的思维联想障碍包括思维贫乏、思维松弛或思维散漫、破裂性思维、思维中断、思维被夺、思维云集、强制性思维、思维插入、思维化声、思维扩散、逻辑倒错、病理性象征性思维、语词新作。思维联想障碍的特点是患者在意识清楚的情况下，思维联想散漫或分裂，缺乏具体性和现实性，最典型的表现为思维松弛，即在患者的言语或书写中，语句的文法结构虽然无异常，但语句之间、概念之间或上下文之间缺乏内在意义上的联系。因此，失去中心思想和现实意义。思维联想障碍在疾病的早期阶段可仅表现为思维联想过程在内容意义上的关联不紧密，此时患者对问题的回答叙述不中肯、不切题，使人感到与患者接触困难，称联想松弛。思维障碍的另一种形式，是患者用一些很普通的词句、名词，甚至动作来表达某些特殊的，除患者自己外旁人无法理解的意义，称为病理性象征性思维。有时患者创造新词，把两个或几个无关的概念词或不完整的字或词拼凑起来，赋予特殊的意义，即词语新作。精神分裂症患者的联想过程可在无外界因素影响时突然中断（思维中断）或涌现大量的强制思维（思维云集），或出现思维转折等。

2.思维内容障碍 主要表现为妄想，是精神分裂症最常见的症状之一。精神分裂症的妄想具有发生突然、内容离奇、逻辑荒谬等特点，所涉及的范围有不断扩大和泛化的趋势。例如，最初患者认为与自己有矛盾的某个人针对他，逐渐扩展到同事、朋友、亲人，甚至陌生人，周围人的一举一动都是针对他的，所到之处都在议论他，报纸、广播、电视都含沙射影地说他。自然界的变化，如刮风下雨，甚至窗前飞来小鸟也是暗示要发生什么。患者对妄想的内容多不主动暴露。此症以关系妄想、被害妄想最多见，还可能出现罪恶妄想、疑病妄想、钟情妄想、嫉妒妄想、夸大妄想、影响妄想、内心被揭露感等。

（1）被害妄想：坚信自己或其亲人遭受迫害。如有人用监视、诬告、跟踪等手段陷害他等。

（2）关系妄想：坚信周围环境中与他无关的现象都与他有关，甚至是针对他的。

（3）罪恶妄想：毫无根据地坚信自己犯了严重的错误或不可宽恕的罪行，应受到严厉的惩罚。

（4）疑病妄想：无任何医学依据而坚信自己患了某种严重的躯体疾病或者不治之症。

（5）钟情妄想：坚信某异性钟情于自己，因此整日追求纠缠，即使遭到对方严词拒绝仍毫不质疑。

（6）嫉妒妄想：无中生有地认为自己的配偶对自己不忠，另有新欢，因此对配偶的行为和物品加以检查或跟踪。

（二）情感障碍

情感障碍主要表现为情感淡漠、情感反应与思维内容及外界刺激不相符，是精神分裂症的重要特征。患者对周围事物的情感反应变得迟钝或平淡，对生活、学习的要求减退，兴趣爱好减少。随着疾病的发展，患者的情感体验日益贫乏，早期为细腻情感的缺失，如对亲人的关心体贴减少，亲人千里来探视，患者视若路人，严重时对涉及自身利益的重大事件漠不关心，对那些使一般人产生莫大痛苦的事件，患者表现为淡漠，丧失了对周围环境的情感联系。情感障碍还可以表现为情感与周围环境不协调，如当叙述悲伤的故事时微笑或大笑，这种症状在临床中十分常见。抑郁情绪可以发生在精神分裂症的各个阶段，比较常见，通常随着精神病的症状缓解而减弱，但也能持续存在，甚至在急性期过后数月内表现得更为明显，抑郁症状是导致患者出现自杀行为的主要原因之一。

（三）感知觉障碍

精神分裂症最突出的感知觉障碍是幻觉，有时相当顽固，其特点是内容荒谬，脱离现实。最常见的是幻听，主要是言语性幻听。患者诉说听见邻居、亲人、同事或陌生人说话，其内容使患者不愉快。具有特征性的是听见几个声音在谈论患者，彼此争吵，或以第三人称评论患者。如一位50多岁的女性患者出门买菜，听到一个声音讲"大破鞋又出门了"，患者听后十分气愤，掉头回家，声音马上又说"装洋蒜"。幻听也可以是命令性的，如威胁患者不许吃饭或命令患者跳车。有时声音重复患者的思想，患者想到什么幻听就重复什么（思维鸣响）。其他类型的幻觉在精神分裂症患者身上虽然少见，但也能见到。如患者凭空看到墙角冒白烟（幻视）。精神分裂症幻觉体验可以非常具体生动，也可以朦胧模糊，但都给患者的思维、行动带来严重的影响，患者会在幻觉支配下做出违背本意、不合常理的举动。如与声音做长时间对话、发怒、大笑、恐惧或自言自语。幻觉可以是真性的（通过感官感知），也可以是假性的（不通过感官即可感知）。

（四）意志行为障碍

精神分裂症患者的意志行为障碍表现为孤僻离群，被动退缩，缺乏主动性和积极性，整日无所事事，生活懒散，无高级意向要求（意志减退），对工作、学习、交往没有兴趣，能力明显下降，社会功能受损，还可以出现愚蠢、幼稚、怪异行为。患者症状较轻时少语、少动，行为迟缓，严重时不吃、不喝、不语、不动，伴肌张力增高（紧张性木僵）。在木僵状态时，患者可以突然出现兴奋、冲动、行为杂乱（紧张性兴奋）。紧张性木僵和紧张性兴奋两种状态可交替出现，是精神分裂症紧张型的典型表现。严重时患者保持一个固定姿势，不语不动、不进饮食、不自动排便，对任何刺激均没有反应。在木僵患者中，可出现蜡样屈曲，患者的肢体可任人摆布，即使被摆成不舒服的姿势，也较长时间似蜡塑一样维持不变。如将患者的头部抬高，好像枕着枕头，称之为"空气枕"。

精神分裂症患者一般没有意识障碍，妄想、幻觉和其他思维障碍一样一般都在意识清楚的情况下出现，无智能障碍，自知力缺如。精神分裂症并不是要必须具备上述各项症状，因疾病类型、临床阶段不同可有很大不同。一般在急性阶段，临床症状以幻觉、妄想等为主，这类症状又称为阳性症状；在慢性精神分裂症中，临床症状主要是以思维贫乏、情感淡漠、意志缺乏、孤僻内向为主，又称为阴性症状。这种区分是相对的，首先主导症状因类型而异，其次同一阶段患者可具有急性和慢性两种症状。

二、临床分型

精神分裂症依据稳定的临床症状群分成了若干个临床亚型。各亚型的划分并非绝对的，缺乏精确的分类标准，并且各个类型在不同时期随着精神症状的变化是可以转变的。

（一）偏执型精神分裂症

偏执型精神分裂症是精神分裂症最常见的一个类型。其临床表现突出一个"疑"字，以相对稳定的妄想为主，往往伴有幻觉，情感、意志、行为障碍不突出。较少出现显著的人格改变和精神衰退。此类型占患者的一半以上。发病较晚，多在30岁以后，多为青壮年或中年，起病缓慢，初期敏感多疑，逐渐发展为妄想。妄想范围有逐渐扩大趋势，关系妄想、被害妄想最为多见，其次是自罪、影响、中毒和嫉妒妄想。大多数患者有多种妄想同时存在。有幻觉，以言语性幻听最多见，其内容大多是令患者不愉快的或批评命令性质的，有真性或假性，也可有其他性质的幻觉，如幻嗅、幻触、内脏幻觉，但较幻听少。患者的幻觉和妄想内容多离奇抽象，脱离现实。情感行为常受幻觉和妄想支配。患者不暴露自己的思维内容。部分患者在发病数年后，在相当长的时间内部分工作能力保存，早期不易发现。病程发展较其他类型缓慢，系统治疗可获较好的疗效。诊断要点是符合精神分裂症诊断标准，以妄想为主，常伴有幻觉，以听幻觉多见。

（二）青春型精神分裂症

其临床表现突出一个"乱"字，占住院患者的8%，多在青春期急性或亚急性起病，病情进展快，常在2周内达到高峰。本病主要表现为言语增多、荒谬离奇，想入非非，内容凌乱甚至破裂。情感喜怒无常，变化莫测，极不协调。行为幼稚、愚蠢、奇特，常有兴奋冲动。本能活动亢进，也有意向倒错。幻觉生动，妄想片段不固定。此型发展较快，有自发缓解，但很快复发。药物维持治疗可减缓复发。诊断要点是符合精神分裂症诊断标准，常在青年期发病，以思维、情感、行为障碍为主。例如，明显的思维松弛、思维破裂、情感倒错、行为怪异。

（三）单纯型精神分裂症

其临床表现突出一个病态的"懒"字，占住院患者的1%~4%，起病于青少年，缓慢进行性发展，特点是日益加重的孤僻、被动、活动减少、生活懒散、行为退缩，对学习、生活的兴趣越来越少，对亲人冷淡，日益脱离现实生活，幻觉、妄想不明显。本病早期多表现为类似"神经衰弱"的症状，如主观的疲劳感、失眠、工作效率下降等，逐渐出现日益加重的孤僻退缩、情感淡漠、生活懒散、兴趣丧失、社交活动贫乏、生活毫无目的。疾病初期常不引起人们的重视，甚至会误以为患者"不求上进""性格不够开朗"或"受到打击后意志消沉"等，往往在病程持续多年后才就诊，治疗效果较差。诊断要点：①以思维贫乏、情感淡漠，或意志减退等阴性症状为主，无明显的阳性症状；②社会功能明显受损，趋向精神衰退；③起病隐匿，缓慢发展，病程至少2年，常在青少年期起病。

（四）紧张型精神分裂症

其临床表现突出一个病态的"僵"字，以明显的精神运动紊乱为主要表现。占住院患者的7%，近年有减少趋势，患者表现为紧张性兴奋和紧张性木僵，交替出现或单独发生。典型表现是紧张综合征。诊断要点是符合精神分裂症诊断标准，以紧张综合征为主，其中以紧张性木僵较常见。

1.紧张性木僵　突出的表现为运动抑制，轻者动作缓慢，少语少动或长期保持一个姿势不动。重者终日卧床，不食不动，缄默不语，对周围刺激不起反应，口水不咽不吐，任其流下。可见肌张力增高、蜡样屈曲、违拗、模仿言语动作等，偶有幻觉妄想，可持续数周或数月，意识清楚。

2.紧张性兴奋　以突然发生的运动性兴奋为特点。冲动，不可理解，言语单调刻板，如突然起床砸东西，伤人毁物，可持续数日数周。自发缓解较其他类型更为常见。

（五）未分化型精神分裂症

有相当数量的患者无法归入上述分型中的任一亚型，临床上有时会将其放到未分化型中，表明患者的临床表现同时具备一种以上亚型的特点，但没有明显的分组特征。目前临床较多见。

 知识链接

请扫码查看完成任务清单的知识锦囊。

 能量小贴士

"学然后知不足，教然后知困。知不足，然后能自反也；知困，然后能自强也。"

——《礼记·学记》

知识拓展

一、精神分裂症患者病因及发病机制

长期以来，人们对精神分裂症的病因及发病机制的探索一直没有停止。目前普遍认为，精神分裂症有遗传倾向，应激可能在疾病发生和严重程度中起作用，但不是单一的致病因素。

（一）遗传因素

目前普遍认为，精神分裂症可能是多基因遗传，发病是若干基因的叠加作用所致。流行病学调查显示，患者亲属的患病率是一般人的数倍，血缘关系越近，患病率越高。双生子研究发现，单卵双生的同病率是双卵双生的4~6倍。寄养子研究发现，精神分裂症患者的子女寄养到正常家庭，仍有较高的患病率。

（二）环境中的生物学和社会心理学因素

精神分裂症的发生，除了遗传因素起重要作用外，环境中的心理应激和躯体疾病的影响一直是本病发生的重要原因。围生期并发症和季节性影响是间接的因素。

1.**母孕期的病毒感染**　研究表明，母孕期曾患病毒感染及产科并发症多的新生儿，成年后发生精神分裂症的比例高于对照组。

2.**社会心理学因素**　社会调查显示，低阶层的精神分裂症发病率是高阶层的9倍，推测可能与物质条件差、心理负担重、心理应激多有关。国内调查发现，精神分裂症病前有精神刺激因素者占40%~80%，虽然目前没有证据表明其就是病因，但精神因素在精神分裂症的发生过程中可能起到一定的诱发或促发作用。临床发现大多数精神分裂患者的病前性格表现为胆小、内向、孤僻、少语、敏感多疑等，这表明社会心理学因素在病因学中，可能具有一定的作用。

（三）神经生化因素

神经生化、生理、精神药理等学科的发展推动了本病神经生化基础的研究。主要的研究内容可以用以下几种假说来解释。

1.**多巴胺假说**　目前认为多巴胺功能亢进与精神分裂症阳性症状有关，多巴胺功能低下与精神分裂症阴性症状有关。经典抗精神病药物均是通过阻断多巴胺受体发挥治疗作用。

2.**5-羟色胺假说**　5-羟色胺2A受体（5-HT2A）可能与情感行为控制及多巴胺调节释放有关，新型抗精神病药均与5-羟色胺受体有关，这也为5-羟色胺假说在精神分裂症发病机制中找到了支持证据。

3.**谷氨酸假说**　中枢谷氨酸（兴奋性递质）功能不足，可能是精神分裂症病因之一。

（四）大脑病理和脑结构异常

CT和MRI检查发现部分精神分裂症患者与年龄相当的正常人对照，有明显的脑结构变化，包括脑干病变、脑室扩大、脑萎缩、边缘结构、小脑和胼胝体异常。越来越多的证据表明，精神分裂症可能与基底神经节相关的额叶功能障碍有关。

（五）神经发育因素

英国的一项研究对诞生于某一年份的一组儿童进行追踪观察直至成年，对确认发生了精神分裂症的患者的既往成长记录进行回顾。研究发现，患者在童年期学会行走、说话的时间均晚于正常儿童；同时有更多的言语问题和较差的运动协调能力。与同伴相比，智商较低，在游戏活动中更愿独处，回避与其他儿童的交往。据此，D.Weinberger和R.Murray提出了精神分裂症的神经发育假说，由于遗传的因素和母孕期或围生期损伤，在胚胎期大脑发育过程就出现了某种神经病理改变，主要是新皮质形成期神经细胞从大脑深部向皮质迁移过程中出现了紊乱，导致心理整合功能异常。其即刻效应并不显著，但随着进入青春期或成年早期，在外界环境因素的不良刺激下，会不可避免地出现精神分裂症的症状。

二、精神分裂症的诊断

做出精神分裂症的鉴别诊断绝非易事，复杂而多变的临床相，跌宕起伏的病程，混杂的社会、心理因素，缺乏知情者提供可靠的病史，精神现状检查被动不合作，都造成了诊断上的困难。目前国际上常用的精神障碍分类与诊断标准是由世界卫生组织（WHO）编写的《疾病和有关健康问题的国际统计分类》（International Classification of Disease and Health Problem，ICD）和美国的《精神障碍统计与诊断手册》（Diagnostic and Statistical Manual of Mental Disorders，DSM）。其中ICD（ICD-10）和DSM（DSM-Ⅳ和DSM-Ⅴ）在精神分裂症的概念上具有更大的相似性。我国现用的《中国精神障碍分类与诊断标准》第3版（CCMD-Ⅲ），就是参照DSM-Ⅳ制定的。我国精神病学会已经决定不再更新CCMD，就采用DSM-Ⅴ（表2-2）和ICD。

表2-2 精神分裂症诊断标准（DSM-Ⅴ）

诊断标准	
A	2项（或更多）下列症状，每一项症状均在1个月中有相当显著的一段时间里存在（如经成功治疗，则时间可以更短），至少其中1项必须是1、2或3： 1.妄想 2.幻觉 3.言语紊乱（如频繁的思维脱轨或联想松弛） 4.明显紊乱的或紧张症的行为 5.阴性症状（即情绪表达减少或意志减退）
B	自障碍发生以来的明显时间段内，1个或更多的重要方面的功能水平，如工作、人际关系或自我照顾，明显低于障碍发生前的水平（或当障碍发生于儿童或青少年时，则人际关系、学业或职业功能未能达到预期的发展水平）
C	这种障碍的体征至少持续6个月。此6个月应包括至少1个月（如经成功治疗，则时间可以更短）符合诊断标准A的症状（即活动期症状），可包括前驱期或残留期症状。在前驱期或残留期中，该障碍的体征可表现为仅有阴性症状或有轻微的诊断标准A所列的2项或更多的症状（如奇特的信念、不寻常的知觉体验）
D	分裂情感性障碍和抑郁或双相障碍伴精神病性特征已经被排除，因为：①没有与活动期症状同时出现的重性抑郁或躁狂发作；②如果心境发作出现在症状活动期，则它们只存在于此疾病的活动期和残留期整个病程的小部分时间内
E	这种障碍不能归因于某种物质（如滥用的毒品、药物）的生理效应或其他躯体疾病
F	如果有孤独症（自闭症）谱系障碍或儿童期发生的交流障碍的病史，除了精神分裂症的其他症状外，还需有显著的妄想或幻觉，且存在至少1个月（如治疗成功，则时间可以更短），才能做出精神分裂症的额外诊断

任务总结

精神分裂症属于重型精神疾病，是精神科最复杂的疾病之一。疾病缓慢发病，可能损害患者的社交、家庭、工作功能，严重者可能生活不能自理。患者在发作期间可能有严重的症状，如幻觉、妄想，以至于影响到患者的行为，如出现伤人、自伤、毁物的行为。被确诊为精神分裂症后，患者和家属往往感觉是灾难性的，觉得患者的一辈子都完了。然而，这个疾病是可治的，接受系统的治疗可以缓解患者的严重症状，让其生活回到正常的轨道。对于可能患有精神分裂症的患者，应尽早到医院接受诊治，从而争取最大限度的康复，拥抱灿烂的人生。

任务二　精神分裂症康复评定

精神分裂症是一组病因未明的精神病，由于迄今为止尚无生物学标记可以进行诊断，故精神分裂症的诊断主要基于症状学，而且精神分裂症是一种高致残率的重性精神疾病。在不同的疾病阶段，除了表现出不同的精神症状外，还可出现不同严重程度的精神残疾。慢性精神分裂症和精神分裂症慢性期阶段，精神残疾表现尤为突出。在目前常规的精神科临床诊疗中尚未包括这些检查内容。康复主要针对慢性病与残疾，因此，对精神分裂症的诊断还必须包括精神残疾及其严重程度的检查与评定。

任务清单

项目名称	任务清单内容
任务情景	患者，男性，28岁，大学毕业，未婚，从事职业为软件工程师。其父主诉患者猜疑被害1个月余，加重2周。 今年1月下旬，患者因工作安排不顺心而逐渐表现出心烦、失眠，时见发呆、话少、不理睬人，中午也不吃单位食堂的饭，自己到街上买饭吃，跟父亲说单位的同事都在讲他的坏话，笑话他没本事，尚能按时上下班，但工作拖拉，也没有以前认真了。2周前单位派一批业务人员到美国参观学习，患者也随团出国。因生活习惯不同，患者感到当地人特别注意他，同事去参观，他却不去，自己到书店看书时，总感到被人监视并录像，称国际刑警跟踪他。晚上睡觉时，认为床是电子床，可测出他的血压、心率等，对他的大脑进行电刺激，让他无法入睡，并称美国的电视内演的是自己的事情，能听到耳边有人说"这就是中国派来的特工"，笑他"这还是人才？是叛徒！"，并称美国警方不仅控制自己的言行，还对在新疆工作的弟弟进行监控。患者出国期间，大部分时间都待在住处，不愿多出门。回国时，到了北京首都机场后，患者拒绝下飞机，说飞机只是在空中转了几圈，没到中国，又回到了美国，认为美国警方要迫害他，要给他用电刑，他怕自己受不了而供出国内的情况，有损国格，不如死了好，就用头撞飞机，并在飞机上喊叫闹腾，说他感到生命受到威胁，要求警方保护。由于有冲动、伤人行为，当晚被强制送到北京安定医院。诊断治疗情况不详。翌日被父亲接回西安，到家后也不叫母亲一声，表现为紧张、恐惧、敏感多疑，认为监视他的人就住楼上，不许家人大声讲话，也不愿出门，并说单位的人及邻居都知道自己的事情了。患者不承认自己有病，也拒绝去医院检查，故今日由其父强迫患者住院治疗。

项目名称	任务清单内容
任务目标	掌握精神分裂症患者的康复评估方法。
任务要求	请你根据任务情景，学习评估精神分裂症患者常用康复评估量表的使用。
任务思考	（1）精神分裂症患者的常见精神症状有哪些？ （2）精神分裂症患者精神症状的常用评估量表有哪些？ （3）精神分裂症患者精神残疾的评定方法。
任务实施	该病例需用到哪些评估量表及使用方法？
任务总结	通过完成上述任务，你学到了哪些知识或技能？
实施人员	
任务点评	

【做中学　学中做】请归纳总结精神分裂症患者精神症状的评估量表的使用，填写表2-3。

表2-3　精神分裂症患者精神症状评估量表及使用方法

评估量表	具体使用方法

相关知识

一、精神分裂症患者的精神症状评估

（一）精神分裂症症状评定量表

　　标准化的精神分裂症症状评定量表最初是出于科学研究目的而开发的，如药物临床试验等。但是，也可以用于准确地记录临床症状。量表可以用来评估临床症状的初始水平和干预的效果。在长达20~30分钟的半结构式访谈中，评估者常常通过最有效的症状评定量表来提出临床访谈问题及随后的细节追问，以对患者进行精神病理学评估。常用的精神分裂症症状评定量表有阳性和阴性症状量表（positive and negative syndrome scale，PANSS）、简明精神病评定量表（brief psychiatric rating scale，BPRS）、阳性症状评定量表（scale for the assessment of positive symptoms，SAPS）、阴性症状评定量表（negative symptom assessment scale，NSA）等。

（二）抑郁

抑郁是精神分裂症的常见特征。它不仅可以预测自杀和自杀企图，而且和生活质量密切相关。它可以贯穿精神分裂症的整个病程，而且常常是首次发作时最常见的症状。卡尔加里精神分裂症抑郁量表（calgary depression scale for schizophrenia，CDSS）有良好的信度和效度，尤其是评价精神分裂症患者的抑郁症状（即评价抑郁症状的严重程度）。

（三）认知

神经认知缺陷是精神分裂症患者的核心症状，其认知损害跨越多个维度，平均都达到了中重度到重度水平。几乎所有的精神分裂症患者在还没有患病前就已经存在比预期低下的认知表现。由于对精神分裂症认知缺损重要性的认识不断加深，用于评估精神分裂症患者认知的工具也非常重要。典型的评估工具分为3类。

1.以执行为基础的神经心理成套标准测验（大多数是纸—笔形式） 包括韦氏成人智力测验和韦氏记忆测验、成套的认知功能测验（MATRICS consensus cognitive battery，MCCB）、简明精神分裂症认知评估（brief assessment of cognition in schizophrenia，BACS）等。

2.以计算机操作为基础的成套测验 包括剑桥神经心理自动成套测试（Cambridge neuropsychological test automatic battery，CANTAB）、CogState精神分裂症认知成套测验等。

3.以面谈为基础的评估 包括精神分裂症认知测验量表（schizophrenia cognitive rating scale，SCoRS）、面谈式认知评估（cognitive assessment interview，CAI）等。

二、精神分裂症精神残疾评定

精神残疾的定义是指精神疾病患者病程持续1年以上未愈，从而影响其社交能力，在家庭、社会应尽职能上出现不同程度的紊乱和障碍。精神残疾的主要临床表现是各种社会功能缺损。社会功能缺损是指精神疾病或其他原因所导致的社会行为和对社会应尽职能的异常和紊乱。与精神疾病的症状和心理功能障碍不同，有些患者的社会功能缺陷严重程度与精神症状及疾病损害的严重程度不一致，功能缺陷更多地受各种外来因素（如环境和社会因素）影响。因此，社会功能的完整与缺损，只能在参与社会事物活动中显现出来，故检查与评定方法是观察、分析患者近期（近1个月内）在日常生活、各种社会活动，以及对自己的照料，完成家庭、社会角色过程中所表现出的社会功能缺损及其严重程度。有时需参考病程记录、护理记录，社区、农村的患者还需向知情者（家庭监护者、其他家庭成员、社区医生）了解情况，最后确定患者有无社会功能缺陷以及缺陷的严重程度。常用的工具有社会功能缺陷筛选表（social disability screening schedule，SDSS）、个人和社会功能量表（personal and social performance scale，PSP）、住院慢性精神分裂症社会功能评定量表（scale of social skills of chronic schizophrenic in-patients，SSSI）等。

对精神残疾分级评定有根据《世界卫生组织残疾评定量表Ⅱ》（WHO-DASⅡ）分数和行为表现，把精神残疾划分为4级；也有应用"精神残疾分级的操作性评估标准"，评定精神残疾的等级为重度（一级）、中度（二级）与轻度（三级）；但为便于与国际资料比较，常按照世界卫生组织提供的《社会功能缺陷筛选表》（SDSS）所列10个问题的评分，来划分精神残疾的等级。

 知识链接

请扫码查看完成任务清单的知识锦囊。

 能量小贴士

"读书百遍，而义自现。"

——董遇

任务三　精神分裂症康复治疗

任务清单

项目名称	任务清单内容
任务情景	经过专业机构的初步诊断，确定张某患有精神分裂症（偏执型），诊断依据如下。 （1）症状标准：评论性幻听；关系妄想、被害妄想、影响妄想、被洞悉感；情感淡漠、情感反应不协调；受幻觉、妄想支配所产生的异常行为。 （2）病情严重程度标准：自知力缺乏；社会功能（工作能力）受损；丧失与周围环境的有效接触。 （3）病程标准：病程1个月以上。 （4）排除标准：根据病史及检查所见可排除脑器质性精神障碍及精神活性物质和非成瘾物质所致的精神障碍。

项目名称	任务清单内容
任务目标	根据诊断结果制订康复方案。
任务要求	请你根据任务情景，学习精神分裂症患者的康复评定方法，为张某制订合适的训练的任务。
任务思考	（1）依据患者诊断结果，判断患者的预后如何？ （2）依据患者诊断结果，为患者制订康复治疗方案？
任务实施	（1）药物康复。 （2）社会心理康复。 （3）功能训练。
任务总结	通过完成上述任务，你学到了哪些知识？
实施人员	
任务点评	

【做中学　学中做】请为患者张某制订一个职业能力训练的方案。

做中学	
学中做	

相关知识

一、药物治疗的自我管理

由于精神分裂症患者的自我治疗执行能力很差，有80%以上的出院患者不能按医嘱用药，这是门诊患者治疗的主要问题，也是引起复发的主要原因。因此让患者按计划用药是当务之急，对患者进行半定式技能训练就是解决用药问题的有效方法，药物治疗的自我管理程式训练对防止复发有显著疗效。《药物自我处置技能训练程式》包括4个技能领域（表2-4），康复师仔细地和康复者一起学习这些内容，然后开始训练。每个技能领域内容的讲授都要结合录像演示，进行集中交流、角色扮演、正性评价，并在社区中练习。治疗中可以使用角色扮演、观看录像、书写家庭服药日记、结合服药代币奖励等形式进行。

表2-4　药物自我处置技能训练程式的目的

技能领域	目的
技能领域1：获得抗精神病药物作用的有关知识	学习药物如何起作用的知识，了解为什么需要维持治疗和服药，有何益处
技能领域2：学会自我管理评价药物作用的正确方法	学会正确的服药和评价药物疗效的方法
技能领域3：识别和处置药物的不良反应	学习如何处理服药后产生的不良反应
技能领域4：学会与医务人员联系商讨有关药物治疗问题技能	学习当服药过程中出现问题时寻求帮助的方法。如何时给医院、医生打电话，如何汇报症状和病情

二、症状自我监控程式化训练

症状自我监控技能训练程式旨在帮助慢性精神疾病康复者，如促使精神分裂症康复者能更加独立地控制自己的精神症状。用这个程式可以监控曾患精神分裂症的康复者的症状，也可以对此程式进行修改，用来处理其他原因不明、易于复发的精神障碍，如双相情感障碍和复发性抑郁障碍等。症状自我监控程式分为4项技能领域（表2-5）。参加技能训练者为症状基本缓解的出院患者，经过训练以后，患者能够识别疾病复发的先兆，有能力求助于家属和专业者，及早采取措施，达到防止复发的目的。治疗师可以通过介绍知识点和目标、角色扮演、实际演练、布置家庭作业、竞赛等方式开展小组活动。

表2-5　症状自我监控程式4个技能领域的目标

技能领域	目标
技能领域1：识别病情复发的先兆症状	了解慢性精神疾病常见的先兆症状
	学会如何区分个人的先兆症状
	学会在他人的帮助下观察个人的先兆症状
技能领域2：监控病情复发的先兆症状	学会在区分个人先兆症状和持续症状、药物不良反应和正常情绪变化时，从专业人员那里获得帮助
	学会用具体的方法处理先兆症状
	学会制订一套突发事件处理计划
技能领域3：识别和处置持续症状	学会如何辨别个人的持续症状
	学会在区分个人先兆症状和持续症状、药物不良反应和正常情绪变化时，从专业人员那里获得帮助
	学会用具体的方法识别和对付持续症状
	学会观察持续症状
技能领域4：拒绝饮酒和吸毒	知道酒精和毒品的危害及戒除它们的好处
	学会拒绝饮酒、吸毒的技能
	学会如何抵制依赖这些东西，消除焦虑、抑郁和增强自尊心
	学会如何与专业人员讨论酒精和毒品的危害

三、回归社会技能程式化训练

经过用药自我处置程式化训练和症状自我监控程式化训练后可进入回归社会技能程式化训练，进入回归社会技能训练阶段的主要目的是为患者能够顺利重新融入社会做好准备。回归社会技能训练程式的实施以小组或者个人为单位进行，可以邀请家庭成员参加，全部程式训练内容以16次为1期，每次训练45分钟。回归社会技能训练程式是短期教育性的训练程式，主要适用于在精神病医院经过短期治疗的患者、准备出院或者日间住院或留住其他形式疗养院（如工疗基地、福利院）的患者。目的是经过回归社会技能训练使康复者有机会自由地在社会上生活。运用示范、角色表演、强化训练、资源管理、解决问题和家庭作业练习等一系列方法，使康复者学会自我管理及恢复在社会上生存的能力。在小组训练过程中，根据治疗的需要、康复者的情况和具有的条件，康复师可以对每一位成员采取灵活的训练措施。

四、工作能力康复

工作能力训练可以在住院期间开展。所谓"工作治疗"（简称工疗）作为康复手段由来已久，并被证实对患者的社会技能恢复有明确的效果。人们经常将"工作"用作"就业"的同义语，并认为就业与健康有密切联系。而从康复的角度来看，可以将"工作"视为在一定时间内有目的的活动，其活动具有社会含义。有时"工作"并不一定按市场价值规律予以回报，也可以无酬金，甚至在某种情况下还得自己付费获得"工作治疗"的服务，这些活动的确对患者的某些社会功能的恢复有益。职业训练的基本内容及方法如下。

1.工作的基本技能训练　基本技能是指所有工作岗位都需具有的技能，具体包括以下内容：①准时上班；②个人卫生及仪容整洁，并与身份、环境相协调；③能正确利用工作休息时间；④能够接受与工作有关的表扬或批评；⑤能听从具体的指令；⑥具有完成工作任务的责任感；⑦具有帮助同事及求助于同事的能力；⑧能遵守工作中的规则、纪律；⑨对交谈有正常的反应，并有主动与同事交谈的能力。这些技能可在职业训练过程中由康复医师或作业康复师进行指导、帮助、训练及逐项评定，评定的方法可采用优、良、中、差等级评分。

2.职业特殊技能的训练　职业特殊技能的训练是指为适应某一职业、工种所必须具备的特殊技能。在选择此项技能训练之前，要了解患者就业情况或过去工作的性质、工种及具体需要的技能是什么，应与家属、工作单位领导取得联系，在决定学习何种职业技能时，应与患者单位的领导及其家属取得共识，并帮助康复者制订可行的职业技能训练或学习计划。

五、社会交往技能的康复

形成社交技能训练小组，旨在开发更有效的沟通、提升自信和增强解决冲突的技能，从而改善人际关系。团体应精心分级，通过识别困难的过程，学习有效的技能和方法，在群体相对安全的环境和现实生活中实践，并获得反馈意见。社交技能训练应包括认知自我训练、语言和非语言技能训练、自信心训练、基本的社交礼仪训练等内容，应鼓励患者练习新技能，同时参与该计划的其他方面。

六、压力管理训练

根据患者群体的需要，康复师可以组织压力技能团体。每天进行小组放松训练，让患者了解不同的放松方式，并让他们练习放松技巧。压力管理是治疗精神分裂症的一个途径，压力管理课程可以涵盖以下科目：①认识压力，以及了解它如何影响身体和心理；②学习平衡生活方式和调节压力；③压力和物质使用；④放松训练，如瑜伽、思维联想、渐进式肌肉放松技术、音乐减压等。

七、日常生活技能训练

日常生活技能训练主要是让康复者学习行为和技术，让康复者获得独立生活的能力。生活技能训练的内容主要涵盖个人卫生、烹饪、购物、财务管理、出行、求助、服药等方面。训练的类型和频率应与疾病的阶段联系在一起，可以采用理论讲解、观看录像、治疗师示范、角色扮演、社会实践等形式开展，帮助组员学习和保持社会交往和独立生活的各种技能。

八、治疗性作业活动

精神分裂症患者需要适应新的生活方式，治疗师应鼓励患者每天花一些时间积极参与除工作以外的活动，可以在治疗中心或社区组织适合与朋友、家人一起从事的活动，这不仅会支持患者的努力，而且会改善人际关系。合适的治疗性作业活动有：生产性活动，如木工作业、制陶作业、缝纫、搬运、机械装配、纺织等；手工艺活动，如编织、剪纸、刺绣、布艺、雕刻、插花、折纸等；艺术活动，如音乐、舞蹈、书法、诗词、绘画、戏剧等；园艺活动，如园艺设计、种植花草、花木欣赏、栽培盆景、游园等；体育活动，如足球、排球、乒乓球、游泳、太极拳、八段锦、五禽戏、健身操等；游戏活动，如牌类游戏、棋类游戏、迷宫、套圈、电脑游戏、拼图及大型互动游戏等。

 知识链接

请扫码查看完成任务清单的知识锦囊。

知识拓展

由于精神分裂症病因未明，临床症状多变，并且有明显的复发倾向，对精神分裂症治疗的目的不仅是控制症状，而是让患者能够保持稳定和良好的精神健康状态，使患者有可能融入社会并提高生活质量。因此，精神分裂症的治疗过程应该是长期和完整的，需要有药物治疗、心理和社会康复相结合的综合措施才能达到上述目的。康复是治疗精神分裂症的必要措施，它能使患者病情稳定，平等地参与社会劳动，并分享社会劳动成果，这是人们的共同愿望。

一、康复治疗原则

1.早发现，早治疗。

2.合理的用药。药物治疗可以缓解大部分症状，抗精神病药物治疗应作为治疗首选，是治疗中重要的部分。

3.患者会面临心理和社会问题，是疾病表现的一部分，也是患病后的心理应激反应，通常要进行心理和社会干预。

4.家庭对患者的治疗、康复起着非常重要的作用，家属需要了解疾病知识，支持患者治疗，帮助选择正确的治疗途径。

5.患者和家属需掌握疾病的自我管理技能，防止反复发作，维持病情的长期稳定。

6.患者、家属、医务工作者应建立良好的治疗联盟，共同应对疾病。

二、康复治疗目标

精神分裂症患者的精神功能受损，需采取综合措施才能有效，以技能训练为主，辅以必要的教育、心理干预和环境的改造等措施的综合利用，使患者尽可能恢复正常的功能或重新获得技能，使患者具有独立生活的能力，最终达到重返社会的目的，而这一全过程都属于康复的范畴。

精神分裂症患者的康复目标制订要根据家庭、社会对患者的要求及患者实际存在的能力来确定。如一位精神分裂症女性患者，患病前系家庭主妇，患病后不会做饭，康复评估为家庭主妇行为功能缺损，而其丈夫和患者本人都要求出院后能为家人做饭，那么学会做饭（恢复原来技能）就是康复目标之一。

任务总结

精神分裂症患者的精神功能受损，需采取综合措施才能有效，以技能训练为主，辅以必要的教育、心理干预和环境的改造等措施的综合利用，使患者尽可能恢复正常的功能或重新获得技能，使患者具有独立生活的能力，最终达到重返社会的目的。精神分裂症是复发性疾病，复发次数越多，恢复到原来功能的机会就越少，回归社会的机会也就越少。因此，只有防止复发才能降低再住院率，为患者回归社会创造条件。要达到改善精神分裂症患者的症状、降低复发率和改善社会功能的目的，需要对患者进行药物治疗、康复和社会支持性干预的有机结合。

扫码查看知识测试与能力训练

项目三　抑郁障碍康复

学习目标

知识目标：掌握抑郁障碍定义、常见症状；掌握抑郁障碍的康复治疗原则、目标和方法；熟悉抑郁障碍的康复评估和评估工具；了解抑郁障碍的临床分型和诊断标准。

能力目标：能够根据患者病情选择适宜的评定方法；能够根据评定方法对患者进行详细评定；能够根据评定结果制订康复方案，并进行具体操作。

素质目标：通过课程各项目的学习、网络课程的辅助，培养学生自主学习的能力；培养学生富有爱心、耐心、同情心和责任心，以及良好的人际沟通能力；培养学生坚持原则、爱岗敬业的职业素养。

任务一　认知抑郁障碍

任务清单

项目名称	任务清单内容
任务情景	抑郁障碍是最常见的精神障碍之一，是指由各种原因引起的以显著而持久的心境低落为主要临床特征的一类心境障碍。临床上主要表现为心境低落，与其处境不相称，可以从闷闷不乐到悲痛欲绝，甚至发生木僵，部分患者会出现明显的焦虑和运动性激越，严重可能出现幻觉、妄想等精神病性症状。部分患者存在自伤、自杀行为，甚至因此死亡。
任务目标	认知抑郁障碍，掌握抑郁障碍的临床表现特点。
任务要求	请你根据任务情景，通过网络搜索，完成以下任务。 （1）了解抑郁障碍。 （2）掌握抑郁障碍的临床表现及诊断标准。
任务实施	（1）何为抑郁障碍？ （2）抑郁障碍的临床表现及诊断标准。

项目名称	任务清单内容
任务总结	通过完成上述任务，你学到了哪些知识？
实施人员	
任务点评	

【做中学　学中做】请归纳总结抑郁障碍患者具体临床表现，填写表3-1。

表3-1　抑郁障碍患者临床表现

临床表现	具体表现

相关知识

抑郁障碍是最常见的精神障碍之一，是指由各种原因引起的以显著而持久的心境低落为主要临床特征的一类心境障碍。临床上主要表现为心境低落，与其处境不相称，可以从闷闷不乐到悲痛欲绝，甚至发生木僵，部分患者会出现明显的焦虑和运动性激越，严重者可以出现幻觉、妄想等精神病性症状。部分患者存在自伤、自杀行为，甚至因此死亡。抑郁障碍单次发作至少持续2周，病程常迁延，反复发作，每次发作大多数可以缓解，部分可有残留症状或转为慢性，可造成严重的社会功能损害。抑郁障碍可发生于任何年龄，以14~45岁为多见。

一、主要临床表现

抑郁障碍的主要临床表现为抑郁的心境、兴趣减退、失眠、食欲减退、体重变化及自杀意念等。其中核心症状主要为心境低落、兴趣丧失及精力缺乏。以下是根据DSM-5的症状表述，从情感、躯体和行为症状方面分别描述抑郁障碍的主要临床表现。

（一）情感症状

情感症状是抑郁障碍的主要表现，包括心境或情绪低落、兴趣缺乏及乐趣丧失3个主症。

1.情绪低落　患者常常诉说自己心情不好，高兴不起来。低落的心境几乎每天都存在，一般不随环境变化而好转。但一天内可能出现特征性的昼夜差异，部分患者的抑郁心境具有晨重夕轻的节律特点。有些患者还伴有焦虑、痛苦、运动性激越等体验，"心乱如麻"，坐立不定，来回走动，导致注意力不集中更加突出。有时这些体验比抑郁心境更为突出，因而可能掩盖抑郁心境导致漏诊或误诊。

2.兴趣缺乏　是指患者对各种以前喜爱的活动缺乏兴趣，如文娱、体育活动和业余爱好等。典型者对任何事物无论好坏都缺乏兴趣，离群索居，不愿见人。

3.乐趣缺乏　是指患者无法从生活中体验到乐趣，或称为快感缺失。

（二）躯体症状

躯体症状在许多抑郁障碍患者中并不少见，包括睡眠紊乱、食欲紊乱、性功能减退、精力丧失，非特异性躯体症状如疼痛、周身不适、自主神经功能紊乱等。

1.睡眠紊乱　是抑郁状态最常伴随的症状之一，也是不少患者的主诉。表现为早段失眠、中段失眠、末段失眠、睡眠感缺失等。其中以早段失眠最为多见，而以末段失眠（早醒）最具有特征性。但非典型抑郁障碍患者则可能出现贪睡的情况。

2.食欲紊乱　主要表现为食欲减退和体重减轻。食欲减退的发生率约为70%。轻者表现为食不甘味，但进食量不一定出现明显减少，此时患者体重改变在一段时间内可能不明显；重者则完全丧失进食的欲望，体重明显下降，甚至导致营养不良。非典型抑郁障碍患者则可有食欲亢进和体重增加。

3.性功能减退　可以是性欲的减退乃至完全丧失。有些患者勉强维持有性行为，但无法从中体验到乐趣。

4.精力丧失　表现为无精打采，疲乏无力，懒惰，不愿见人。有时与精神运动性迟滞相伴随。

5.晨重夜轻　早晨抑郁加重。患者清晨一睁眼，就在为新的一天担忧，在下午和晚间则有所减轻。此症状是"内源性抑郁症"的典型表现之一。有些心因性抑郁患者的症状则可能在下午或晚间加重，与之恰恰相反。

（三）认知症状

严重的抑郁状态时，常存在一定程度的认知功能减退或损害。许多抑郁患者会描述存在思维迟缓、注意力不集中、分心、信息加工能力减退、对自我和周围环境漠不关心。一般而言，这类症状属于可逆性症状，如注意范围、集中注意力、记忆储存和再现等方面，随着治疗的有效而缓解。但也有些认知功能损害症状不随抑郁症状的缓解而缓解。

抑郁障碍患者往往还存在消极厌世、自杀的风险。轻者常常会想到与死亡有关的内容，或感到活着没意思、没劲；重者会有生不如死之感，希望毫无痛苦地死去或者主动寻找自杀的方法，并反复寻求自杀。抑郁障碍的自杀率为4.0%~10.6%。

二、其他临床特征

抑郁障碍患者除了出现上述主要症状外，还可能具有某些特定的临床特征，如伴有显著的紧张、忐忑不安或是幻觉妄想等症状。根据DSM-5中的症状表述，临床上可将抑郁障碍进一步标明是否具有下述不同特征，为后续治疗方案的制订提供依据。不过需要注意的是，每位患者的抑郁症状表现往往是多方面的，很难单一或局限于某一类症状，如内源性抑郁症可同时存在精神病性症状。

（一）焦虑性抑郁

抑郁发作的同时还存在明显的紧张、忐忑不安，担心失控或发生意外等。常常因过度担忧而使注意力不集中加重。这一亚型的比例约占抑郁障碍的半数以上。严重的焦虑水平往往增加自杀的危险性。与不伴焦虑症状的患者相比，焦虑性抑郁患者治疗起效所需要的时间长，治疗期间的不良反应出现频率高。

（二）混合性抑郁

抑郁心境状态背景下患者出现激越、烦躁、易冲动等兴奋表现，达到躁狂或轻躁狂发作的部分症状学标准，如心境高涨、亢奋、自大、联想加快、精力充沛、参加高风险的活动（如无节制的购物或盲目投资等）、睡眠需要减少及虽然睡眠时间少但不觉得疲倦等表现，但病程不符合轻躁狂或躁狂发作的诊断标准或既往无双相障碍病史。

混合性抑郁目前认为是双相障碍的发病危险因素之一，应监测病情变化，一旦达到双相障碍的诊断标准，应及时修改诊断和治疗方案。

（三）内源性抑郁

内源性抑郁在抑郁发作最严重阶段愉快感完全丧失，即便有愉快感也至多是数分钟，对日常愉快事件刺激缺乏反应，症状晨重夜轻。同时伴显著的精神运动性激越或迟滞、早醒、明显的厌食或体重减轻。需要注意的是，这类抑郁症患者往往临床严重程度较重，自杀风险高，多伴有精神病性症状，需要住院治疗。

（四）非典型抑郁

非典型抑郁是相对于上述内源性或典型抑郁症而言，并不是少见，而是临床症状上的不完全一样。如有正性事件时心境可以变得愉快并持续较长时间；没有典型抑郁症的入睡困难，而是睡眠增加或过度睡眠；没有食欲减退，而是食欲大增，甚至体重也增加；没有情绪明显低落或自觉精力不济，而有全身沉重、肢体如灌铅样感觉；对外界评价比较敏感，表现为人际关系紧张。这种抑郁即为非典型抑郁。诊断非典型抑郁除了患者对正性事件可以有愉快体验外，还至少有下述症状的2项以上：极度疲劳和肢体沉重感（即铅样麻痹）、长期存在人际关系拒绝的敏感性、明显的焦虑、显著的体重增加或食欲增多，贪睡。重要的是，非典型抑郁与双相障碍之间可能存在同源的精神病理学，临床医生对于非典型抑郁特征的抑郁发作患者需要鉴别双相障碍的可能。

（五）精神病性抑郁

抑郁障碍有时会伴有幻觉或妄想等精神病性症状，可以与抑郁心境协调或不协调。与心境协调的精神病性症状内容多涉及无能力、患病、死亡、一无所有或应受到惩罚等；与心境不协调的精神病性症状则与上述主题无关。有时患者会同时存在协调和不协调的精神病性症状。如果不能及时识别出抑郁障碍的精神病性症状，则治疗难以起效。精神病性症状的存在往往是抑郁复发和精神症状反复的危险因素，因此对于这类患者需要合用抗精神病药和维持治疗。

（六）紧张症性抑郁

紧张综合征在抑郁障碍患者中有时会出现，至少需符合下述2种表现：不动（有亚木僵或木僵证据），极度激惹，极度抗拒，怪异的自主运动（有特殊姿势、刻板运动、做作或怪相证据），以及模仿言语或模仿动作等。因此，在临床中对于紧张症状的患者而言，需注意鉴别抑郁症和精神分裂症。

（七）孕产期抑郁

根据DSM-5的表述，预产期抑郁是指在整个妊娠期间至产后4周内出现达到诊断标准的抑郁，可伴或不伴精神病性症状。有患者存在命令性幻听或存在婴儿被迫害的妄想导致杀死婴儿，严重的孕产期抑郁障碍患者也可出现其他一些精神病性症状。孕产期抑郁复发风险为30%~50%。

（八）季节性抑郁

季节性抑郁以季节性、反复发作的抑郁症为特征。季节性抑郁患者比正常人对环境的季节性变化更加敏感，常常在秋季和冬季（10月初至11月底）出现抑郁发作，而在次年春季和夏季（2月中旬至4月中旬）缓解。冬季型较夏季型多见，其发生常与光照的季节性减少有关，然后随着光照时间的季节性增加而缓解。与非季节性抑郁比较，季节性抑郁患者的职业和认知功能损害较少，因而较少接受心理和药物治疗干预。大量临床研究提示，季节性抑郁患者多数具有非典型特征，如食欲/体重增加和睡眠增多。

 知识链接

请扫码查看完成任务清单的知识锦囊。

 能量小贴士

"敏而好学，不耻下问。"

——《论语》

 知识拓展

一、抑郁障碍病程及预后

抑郁障碍平均起病年龄为20~30岁，从起病到就医接受治疗的时间平均为3年。女性多于男性（约2:1），且女性有阳性家族史者是男性的2倍。抑郁发作的平均病程为16周（中位数为24.3周），90%的抑郁患者临床表现为中等严重程度或重度，严重影响其日常功能活动。抑郁发作若不治疗，病程一般会持续6个月或更长，而经治疗痊愈需要时间约为20周。经抗抑郁治疗，大部分患者抑郁症状会缓解或得到显著减轻，但仍有约15%未达到临床治愈，复发率约为35%。首次抑郁发作缓解后约半数患者不再复发，但3次发作、未接受维持治疗的患者，则今后的复发风险几乎是100%。

抑郁症状缓解后，患者一般可恢复到病前的功能水平，但有20%~35%的患者会有残留症状，社会功能或职业能力受到影响。如果患者持续存在抑郁症状，但达不到抑郁障碍的诊断标准，应考虑为部分缓解。抑郁症状残留会增加复发风险，其中焦虑和躯体症状是最为突出的抑郁障碍残留症状。

自杀企图和自杀死亡是抑郁障碍的最严重后果，抑郁患者产生自杀企图或自杀的风险显著高于普通人群。一般认为，抑郁患者发生自杀企图或自杀的风险与年龄、性别、社会环境变化，以及抑郁严重程度相关。

二、疾病危险因素

抑郁障碍发病危险因素涉及生物、心理、社会多方面。成年女性罹患抑郁障碍的比例高于男性，其比例约为2：1。儿童期的不良经历，或具有较为明显的焦虑、强迫、冲动等人格特质的个体易发生抑郁障碍。不利的社会环境对于抑郁障碍的发生有重要影响。此外，躯体疾病特别是慢性中枢神经系统疾病或其他慢性躯体疾病或为抑郁障碍发生的重要危险因素。到目前为止，围绕抑郁障碍的危险因素、疾病机制的研究较多，但其神经生物学基础和病理学基础尚无最终结论。

（一）生物因素

1.遗传因素　家系、双生子和寄养子研究在抑郁障碍的病因学探索中发挥着重要作用。研究提示，抑郁障碍患者的亲属，特别是一级亲属，罹患抑郁障碍的危险性明显高于一般人群，患病风险是一般人群的2~10倍；早发（发病年龄<30岁）和反复发作的抑郁障碍患者，呈现出明显的家族聚集性；而双生子研究进一步显示抑郁障碍患者同胞的患病率高达40%~50%。多个基因连锁和环境的交互作用能促进抑郁障碍的发生和发展。

2.神经生化及内分泌研究　神经生化（5-羟色胺（5-HT）、去甲肾上腺素（NE）、多巴胺（DA）等单胺类递质主导）及神经内分泌系统（下丘脑-垂体-肾上腺轴、下丘脑-垂体-甲状腺轴、下丘脑-垂体-性腺轴等）的功能改变是研究抑郁障碍发病机制的经典思路与途径，也是目前为止的热点研究领域之一。类似的研究也观察到某些氨基酸、神经肽与抑郁障碍的发病机制相关。其中值得关注的氨基酸有γ-氨基丁酸（GABA）、谷氨酸；神经肽包括神经肽Y（neuroprptide Y，NPY）、促肾上腺皮质激素（adrenocorticotrophin hormone，ACTH）、促肾上腺皮质激素释放激素（corticotropin releasing hormone，CRH）、P物质等；调节摄食、睡眠、生物节律及代谢的神经肽与抑郁之间的关系已经成为一个新的研究热点，包括黑色素聚集激素（melanin concentrating hormone，MCH）、褪黑素（melatonin，MT）等。

（二）心理社会因素

既是遗传因素在抑郁障碍发病中起重要作用，环境因素的诱发和致病作用仍然不容忽视。应激性生活事件是抑郁障碍的主要危险因素。负性生活事件，如丧偶、离婚、婚姻不和谐、失业、严重躯体疾病、家庭成员患重病或突然病故均可导致抑郁障碍的发生，丧偶是与抑郁障碍关系最密切的应激源。经济状况差、社会阶层低下者也易患本病。长期的不良处境，如家庭关系破裂、失业、贫困、慢性躯体疾病持续长达2年以上，也与抑郁障碍发生有关。如果同时存在其他严重不良生活事件，这些不良因素可以形成叠加致病作用。

任务总结

抑郁症是一种患病率高、严重危害人类心身健康、具有高自杀风险的精神疾病。然而，近半个世纪来的临床实践说明抑郁症是可以治愈的，只要人们及时识别、及时求医、合理治疗，抑郁症也是一种预后良好的精神障碍。

任务二　抑郁障碍康复评定

任务清单

项目名称	任务清单内容
任务情景	患者，女性，20岁，大学生。易与人起冲突，把人往坏的方面想。人际关系不好，但是不愿意为了别人改变自己的态度。与父母缺乏交流，在校表现不太好却不愿意老师告诉家人。经常情绪低落，偶尔用自杀威胁别人，有自残行为。
任务目标	掌握不同抑郁症患者的评估工具。
任务要求	请你根据任务情景，通过网络搜索，学习抑郁症患者常用的评估工具。
任务思考	（1）抑郁症患者常用的评估工具有哪些? （2）抑郁症患者常用的评估工具的区别。

项目名称	任务清单内容
任务实施	该病例可用到哪些评估工具及使用方法?
任务总结	通过完成上述任务,你学到了哪些知识或技能?
实施人员	
任务点评	

【做中学　学中做】请归纳总结抑郁症患者评估工具使用,填写表3-2。

表3-2　抑郁症评估工具

评估工具	具体使用方法

相关知识

抑郁状态是一种综合征或症候群，涉及心理、生理一系列症状。临床工作中如何去发现、检查和确定这些症状，去进行诊断，去判定其严重程度和治疗中的变化，对于患者本人和治疗经验的积累、交流、新药开发及进行抑郁症的相关研究都是非常重要的。20世纪60年代以来，为达到以上目标，精神病学家、心理学家等有关专家进行了大量工作，编制了不少有效的、可信的有关抑郁症状的标准化、量化的诊断性的和症状严重度的评定工具，多已译成中文，经过现场测试引进我国。

一、复合性国际诊断交谈检查量表

作为诊断性检查工具，目前国际通用者之一为复合性国际诊断交谈检查量表（composite international diagnostic interview，CIDI）。CIDI为一定式精神检查量表，经过培训，非精神科医生也能应用。经国际及国内现场测试，其有效性、可靠性均满意。其中有关检查抑郁症状部分（E节）包含各种抑郁症状及其相关症状的询问、评分，与《国际精神疾病分类法和诊断标准》第10版（ICD-10）配套应用，对抑郁症的诊断信、效度均满意。

二、汉密尔顿抑郁量表

汉密尔顿抑郁量表（Hamiliton rating scale for depression，HAMD）是英国Leeds大学M.Hamiliton提出的，目的是对已诊断为抑郁症的患者评价其病情的严重度和治疗中的变化。HAMD共包括24个症状项目，即：抑郁心境、罪恶感、自杀、早段失眠（入睡困难）、中段失眠（睡眠不深）、末段失眠（早醒）、工作及活动的兴趣减少、迟滞、激动、精神性焦虑、躯体性焦虑、胃肠系统症状、一般躯体症状、性症状、疑病症、体重减轻、自知力、抑郁的昼夜差异、人格解体、偏执症状、强迫行为及观念、无助感、无望感和无用感。其中13个精神症状条目按0~4级评定其严重度，11个躯体症状按0~2级评分。总分越高反映病情越严重，经过治疗，评分逐渐减少，减分率越高说明疗效越好。HAMD是最早用于抑郁症的量表之一，也是至今应用最广泛的量表，说明该量表具有条目效度好、易于掌握、方便操作的优点。目前常用该量表前17项作为抗抑郁剂临床试验药效评价的主要工具，已被国际（包括我国）公认。HAMD的评分也是研究抑郁症的临床主要指标之一（表3-3、表3-4）。

表3-3 汉密尔顿抑郁量表（HAMD）

项目	分值	分数
抑郁情绪	0分=没有； 1分=只在问到时才诉述； 2分=在访谈中自发地表达； 3分=不用言语也可以从表情、姿势、声音或欲哭中流露出这种情绪； 4分=患者的自发言语和非语言表达（如表情、动作）几乎完全表现为这种情绪	
有罪感	0分=没有； 1分=责备自己，感到自己已连累他人； 2分=认为自己犯了罪，或反复思考以往的过失和错误； 3分=认为目前的疾病是对自己错误的惩罚，或有罪恶妄想； 4分=罪恶妄想伴有指责或威胁性幻觉	
自杀	0分=没有； 1分=觉得活着没有意义； 2分=希望自己已经死去，或常想与死亡有关的事； 3分=有消极观念（自杀念头）； 4分=有严重自杀行为	
入睡困难（初段失眠）	0分=没有； 1分=主诉入睡困难，上床半小时后仍不能入睡（要注意平时患者入睡的时间）； 2分=主诉每晚均有入睡困难	
睡眠不深（中段失眠）	0分=没有； 1分=睡眠浅，多噩梦； 2分=半夜（晚12点钟以前）曾醒来（不包括上厕所）	
早醒（末段失眠）	0分=没有； 1分=有早醒，比平时早醒1小时，但能重新入睡，应排除平时习惯； 2分=早醒后无法重新入睡	
工作和兴趣	0分=没有； 1分=提问时才诉述； 2分=自发地直接或间接表达对活动、工作或学习失去兴趣，如感到无精打彩，犹豫不决，不能坚持或需强迫自己去工作或劳动； 3分=活动时间减少或成效下降，住院患者每天参加病房劳动或娱乐不满3小时； 4分=因目前的疾病而停止工作，住院者不参加任何活动或者没有他人帮助便不能完成病室日常事务（注意不能凡是住院就打4分）	
阻滞（是指思维和言语缓慢，注意力难以集中，主动性减退）	0分=没有； 1分=精神检查中发现轻度阻滞； 2分=精神检查中发现明显阻滞； 3分=精神检查进行困难； 4分=完全不能回答问题（木僵）	
激越	0分=没有； 1分=检查时有些心神不定； 2分=明显心神不定或小动作多； 3分=不能静坐，检查中曾起立； 4分=搓手、咬手指、搓头发、咬嘴唇	

续表

项目	分值	分数
精神性焦虑	0分=没有； 1分=问及时诉述； 2分=自发地表达； 3分=表情和言谈流露出明显忧虑； 4分=明显惊恐	
躯体性焦虑（是指焦虑的生理症状，包括口干、腹胀、腹泻、打嗝、腹绞痛、心悸、头痛、过度换气和叹气，以及尿频和出汗）	0分=没有； 1分=轻度； 2分=中度，有明显的上述症状； 3分=重度，上述症状严重，影响生活或需要处理； 4分=严重影响生活和活动	
胃肠道症状	0分=没有； 1分=食欲减退，但不需他人鼓励便自行进食； 2分=进食需他人催促或请求，需要应用泻药或助消化药	
全身症状	0分=没有； 1分=四肢、背部或颈部有沉重感，背痛、头痛、肌肉疼痛、全身乏力或疲倦； 2分=症状明显	
性症状（是指性欲减退、月经紊乱等）	0分=没有； 1分=轻度； 2分=重度； 3分=不能肯定，或该项对被评者不适合（不计入总分）	
疑病	0分=没有 1分=对身体过分关注； 2分=反复考虑健康问题； 3分=有疑病妄想； 4分=伴幻觉的疑病妄想	
体重减轻	（1）按病史评定 0分=没有； 1分=患者诉说可能有体重减轻； 2分=肯定体重减轻 　　（2）按体重记录评定 0分=1周内体重减轻0.5kg以内； 1分=1周内体重减轻超过0.5kg； 2分=1周内体重减轻超过1kg	
自知力	0分=知道自己有病，表现为忧郁； 1分=知道自己有病，但归咎于伙食太差、环境问题、工作过忙、病毒感染或需要休息； 2分=完全否认有病	
日夜变化（如果症状在早晨或傍晚加重，先指出哪一种，然后按其变化程度评分）	0分=早晚情绪无区别； 1分=早晨或傍晚轻度加重； 2分=早晨或傍晚严重	
人格解体或现实解体（是指非真实感或虚无妄想）	0分=没有； 1分=问及时才诉述； 2分=自发诉述； 3分=有虚无妄想； 4分=伴幻觉的虚无妄想	

续表

项目	分值	分数
偏执症状	0分=没有； 1分=有猜疑； 2分=有牵连观念； 3分=有关系妄想或被害妄想； 4分=伴有幻觉的关系妄想或被害妄想	
强迫症状（是指强迫思维和强迫行为）	0分=没有； 1分=问及时才诉述； 2分=自发诉述	
能力减退感	0分=没有； 1分=仅于提问时方引出主观体验； 2分=患者主动表示有能力减退感； 3分=需鼓励、指导和安慰才能完成病室日常事务或个人卫生； 4分=穿衣、梳洗、进食、铺床或个人卫生均需要他人协助	
绝望感	0分=没有； 1分=有时怀疑"情况是否会好转"，但解释后能接受； 2分=持续感到"没有希望"，但解释后能接受； 3分=对未来感到灰心、悲观和绝望，解释后不能排除； 4分=自动反复诉述"我的病不会好了"或诸如此类的情况	
自卑感	0分=没有； 1分=仅在询问时诉述有自卑感不如他人； 2分=自动诉述有自卑感； 3分=患者主动诉说自己一无是处或低人一等（与评2分者只是程度的差别）； 4分=自卑感达妄想的程度，例如"我是废物"或类似的情况	
总分		

注：HAMD大部分项目采用0~4分的5级评分法（0=无；1=轻度；2=中度；3=重度；4=很重），少数项目采用0~2分的3级评分法（0=无；1=可疑或轻微；2=有明显症状）。

表3-4　汉密尔顿抑郁量表（HAMD）结果判定

总分	诊断
＜8分	正常
8~20分	可能有抑郁症
21~35分	确诊抑郁症
＞35分	严重抑郁症

三、抑郁自评量表

抑郁自评量表（self-rating scale，SDS）为美国W. K. Zung于1965年发表，是一种自我评定量表，目的是用来发现在综合医院或心理咨询门诊就诊的抑郁症患者。SDS由20道陈述句组成，每一句与抑郁症的一个症状相关，可归纳为情感症状、躯体症状、精神运动性障碍和心理障碍4个因子。每一道陈述句，由患者根据其出现频度按1~4级评分，累计总分，按满分为80分换算成指数，反映抑郁的严重程度。病情指数＝总分/80×100%。经测试，指数50%~59%为轻度抑郁，60%~69%为中度，70%以上为重度。该量表为自评量表，具有初中文化程度以上者均可自评，小学文化程度以下者可由检查者询问予以评分。SDS（表3-5）可以在门诊快速筛查出抑郁症患者，也可帮助患者认识和评价其抑郁症状。

表3-5　抑郁自评量表（SDS）

	实际感觉	偶有	少有	常用	持续
	1.我感到情绪沮丧	1	2	3	4
*	2.我感到早晨心情最好	4	3	2	1
	3.我要哭或想哭	1	2	3	4
	4.我夜间睡眠不好	1	2	3	4
*	5.我吃饭像平时一样	4	3	2	1
*	6.我的性功能正常	4	3	2	1
	7.我感到体重减轻	1	2	3	4
	8.我为便秘感到烦恼	1	2	3	4
	9.我的心跳比平时快	1	2	3	4
	10.我无故感到疲劳	1	2	3	4
*	11.我的头脑像往常一样清楚	4	3	2	1
*	12我做事情像平时一样不感到困难	4	3	2	1
	13.我坐卧不安，难以保持平衡	1	2	3	4
*	14.我对未来感到有希望	4	3	2	1
	15.我比平时更容易被激怒	1	2	3	4
*	16.我觉得决定什么事很容易	4	3	2	1
*	17.我感到自己是有用的和不可缺少的	4	3	2	1
*	18.我的生活很有意义	4	3	2	1
	19.假若我死了别人会过得更好	1	2	3	4
*	20.我仍旧喜爱自己平时喜爱的东西	4	3	2	1

注：*为反向评分。

知识链接

请扫码查看完成任务清单的知识锦囊。

 能量小贴士

"不知则问，不能则学。"

——《荀子》

 知识拓展

国外抑郁症评估工具

抑郁可以表现为一种抑郁情绪、心境或倾向，也可以表现为综合征或疾病（障碍）。不同的抑郁量表的设计所依据的抑郁概念不一致，因此所评定的侧重点也有很大区别。可将测量抑郁的工具分为两类：一类是对抑郁情绪、倾向或症状的测量；另一类是对临床抑郁症的测量。

（一）抑郁体验问卷（DEQ，Blat，1974）

DEQ主要评估情感依赖性抑郁与内省性抑郁，反映了有抑郁体验的个体在日常生活中对自己和他人的感受。问卷共66个条目，7级评分，从"非常不同意1分"到"完全同意7分"。DEQ包含3个维度：依赖（20个条目）；自我批评（15个条目）；效能感（8个条目），其余条目不计入因子。得分越高，表示该条目所表达的抑郁维度的倾向性越大。

（二）流调中心抑郁量表（CES–D，Radloff，1977）

CES–D是特别为评价当前抑郁症状的频度而设计的，着重于抑郁情感或心境。CES–D共20个条目，4级评分（0~3分），含4个因子，分别是抑郁情绪、积极情绪、人际关系和躯体症状，分数越高表示抑郁程度越严重。

（三）儿童抑郁障碍自评量表（DSRSC，Birleson，1981）

DSRSC主要针对8~13岁的儿童。量表共18个条目，3级评分（经常为2分，有时为1分，没有为0分），得分越高表示抑郁程度越严重。

（四）儿童抑郁量表（CDI，Kovacs，1992）

CDI适用于7~17岁的儿童青少年，可用于测量一般儿童青少年抑郁状况，CDI包含5个维度：低自尊、负面情绪、快感缺乏、效能低下和人际问题。量表共27个条目，采用0~2点计分，分数越高表明抑郁程度越严重。

（五）贝克抑郁问卷（BDI，Beck，1967）

BDI用于评价抑郁的严重程度；BDI共21个条目，每个条目代表一个类别，包括：心情、悲观、失败感、不满、罪感、惩罚感、自厌、自责、自杀意向、痛哭、易激惹、社会退缩、犹豫不决、体象歪曲、活动受抑制、睡眠障碍、疲劳、食欲减退、体重减轻、有关躯体的先占观念与性欲减退。4级评分（从没有0分至非常严重3分），≤4分表示无抑郁或极轻微；5~13分表示轻度抑郁；14~20分表示中度抑郁；≥21分表示重度抑郁。

（六）Carroll抑郁量表（CRS，Carrol，1981）

CRS为自评问卷，是为与由医生评定的Hamilton抑郁量表（HRSD）做对比而设计的，其目的是说明抑郁的自评与他评之间的不一致性。CRS共52个条目，与HRSD的各个症状相对应，有些为0~4级评分，有些为0~2级评分，量表总分范围为0~52分，10分或以上表示存在抑郁。

任务总结

测量抑郁情绪、倾向或症状的常见研究工具为抑郁体验问卷（DEQ，Blat，1974）、流调中心抑郁量表（CES-D，Radloff，1977）、儿童抑郁障碍自评量表（DSRSC，Birleson，1981）、儿童抑郁量表（CDI，Kovacs，1992）。测量临床抑郁症的常见工具为贝克抑郁问卷（BDI，Beck，1967）、Carroll抑郁量表（CRS，Carrol，1981）。应根据患者不同的情况选择合适的研究工具。

任务三 抑郁障碍康复治疗

任务清单

项目名称	任务清单内容
任务情景	患者，男性，19岁。从小个性强，学习优异，升学顺利。1年前计划出国留学并报考了几所国外大学，学习紧张压力增大，出现了轻度的情绪低落、记忆力下降、注意力不集中等症状，诊断为"轻度抑郁症"，曾服药治疗。后来，被一所不中意的国外大学所录取，不情愿就读后，因为种种原因，心理产生不平衡感，并日渐增强。半年前，心情郁闷无法排解、记忆力下降、注意力不能集中症状加重，并出现睡眠障碍、疲乏无力等不适，呈进行性发展，以至于无法正常学习生活而休学。根据该患者的临床表现和量表分值分析后，得出其为典型的抑郁症。
任务目标	根据诊断结果制订康复方案。
任务要求	请你根据任务情景，通过搜索，根据诊断报告为该患者制定合适的训练。
任务实施	（1）药物治疗。 （2）物理治疗。 （3）作业治疗。 （4）音乐治疗。
任务总结	通过完成上述任务，你学到了哪些知识？
实施人员	
任务点评	

【做中学 学中做】请针对该患者的临床特点设计一项运动治疗方法。

做中学

学中做

相关知识

　　抑郁障碍的治疗目标在于尽可能早诊断，及时规范治疗，控制症状，提高临床治愈率，最大限度减少病残率和自杀率，防止复发。抑郁障碍的治疗包括药物治疗、心理治疗和物理治疗等。抗抑郁药物治疗是当前各种抑郁障碍的主要治疗方法，但抗抑郁药物不应该单独使用，而应该结合康复治疗，引导药物引起的神经重塑作用，从而达到更有效的治疗效果，实现抑郁症的最终治疗目标。

一、药物治疗

　　抑郁症是精神科疾病中药物治疗最有效的疾病之一。因此，抑郁症的治疗最重要的也就是药物治疗。倡导全程药物治疗，应保证足量、足疗程，包括急性治疗、巩固治疗和维持治疗3期。急性期治疗6~8周、巩固期治疗4~6个月，维持治疗时间因人而异，第一次发作主张维持治疗6~12个月，第二次发作3~5年，第三次发作，应长期维持治疗。目前，各种新型抗精神病药不断面世，这些抗抑郁药物具有见效显著，不良反应较小的特点，给患者带来了更多治愈疾病的希望。但是，患者需要在医生的建议和指导下用药，切勿随意购药治疗。重度抑郁症的治疗方法同时也离不开药物治疗。常用的抗抑郁药物有5-羟色胺再摄取抑制剂（SSRIs）、去甲肾上腺素（NE）和5-HT双重摄取抑制剂（SNRIs）、NE和特异性5-HT抗抑郁药（NaSSAs）、TCAs及其他抗抑郁药物（如曲唑酮、氟哌噻屯美利曲辛）等。

二、物理治疗

（一）电休克治疗和无抽搐电休克治疗

　　电休克治疗原理是患者在低电压、低电流的作用下，出现短暂的抽搐发作，从而使大脑内多巴胺、去甲肾上腺素突触后神经元的敏感性增高，抑郁症状就此得到改善。目前在临床上真正使用并不多。一般而言，只有在万不得已情况下才使用。譬如，抑郁症患者症状非常严重，自杀意念非常强烈，防护手段少之又少，在征得家属同意之下，才能进行电休克治疗。该治疗疗效明确，而且控制症状比较快，特别是对严重的抑郁，如表现为木僵、拒食、自杀的患者尤为重要。具体方法是在患者头部两侧安置电极，通以100V左右的电流，导致患者全身抽搐的一种疗法。每1~2天1次，10次为1个疗程。通电流导致患者全身抽搐，患者往往意识丧失，对治疗的过程不能记忆，然而它有比药物疗法见效快、无不良反应等优点。现在采用麻醉药和肌肉松弛药的无抽搐电休克治疗，改变了原有电休克治疗的不足之处，能消除患者和家属的焦虑和恐惧心理，避免了电休克治疗时可能发生的一些意外，扩大了治疗范围，特别适用于老年患者和伴有不是十分严重躯体疾病的患者。该项治疗挽救了许多患者的生命。

（二）电针治疗

电针治疗类似脑电 α 波频率的低压电流刺激局部穴位，临床对照研究证实，电针治疗对治疗重度抑郁症患者与抗抑郁药的疗效类似，这也是一种不容忽视的重度抑郁症的治疗方法。

（三）运动疗法

运动负荷适宜的有氧运动可以促进内啡肽的分泌，使大脑的神经递质达到动态平衡，提高情绪的愉悦感；运动也是转移注意力的很好的手段，可以帮助抑郁症患者从一直过分关注的心理烦恼的困惑中摆脱出来；可以提高患者的睡眠时间和质量；可以提高患者的自信心、自豪感和成就感，从而促进社会适应能力的提升等。运动处方是根据抑郁症患者的主导症状的特点，把有氧运动进行科学组合，如跑步、体育游戏的组合等，更有针对性的锻炼，而且对过程和效果进行科学的监督与评估，效果会更加明显。如果能以抑郁症患者心灵成长小组进行，成员间有更多交流与互动的机会，就会产生更好的效果。

三、作业治疗

抑郁症患者存在不同程度的情绪障碍和认知曲解，采用作业疗法可以矫正患者扭曲的思维，帮助患者重塑思维方式和人生观。作业活动具有改善认知损害的作用，可以帮助患者改善认知能力，增加知识技巧，提高控制生活的能力，增强自我认知及解决问题的能力。同时，作业疗法可以在以患者为中心的作业中使患者体会到成就感和满足感，从而逐步提高患者的自信心，降低自我挫败感及无力感。随着理论的发展和临床应用的丰富，作业疗法逐渐成为临床上联合药物治疗抑郁症的不可或缺的辅助疗法，主要有3种形式，即作业活动疗法、认知行为疗法、改良森田疗法。可根据患者病情的发展不同，选择适当的治疗方法。

（一）人类作业模式（MOHO）

MOHO提出了影响人类投入、参与作业活动的3个次系统，包含意志次系统、习性次系统及表现次系统，并强调环境对个人的影响，提供了一个可供参考的治疗模式，从不同层面上了解个案的问题，并给予适当的介入。MOHO强调以患者为中心，在康复治疗前进行全面评估，在将患者信息进行分类和整理的过程中，可以对患者的认知模式有更加直观的认识，进而制订更有针对性的治疗方案，同时患者参与制订治疗方案，也可以提高其参与康复治疗的积极性和对治疗方案的执行力。治疗方案一般包括工娱治疗、心理治疗和作业治疗。心理治疗包括音乐心理治疗和心理调节训练；作业治疗包括个人生活技能训练、模拟家居训练和社区生活技能训练。训练采取小组治疗和单独治疗相结合的训练形式。小组治疗是作业治疗的一种重要的治疗方式，可以获得较好的治疗效果和经济效益，特别是处于治疗平台期的患者可以从类似的病友那里获得信息和帮助。在共同训练的过程中，小组成员形成竞争与合作的氛围，患者会感觉自己在小组中被需要，被尊重。单独治疗多为个人生活技能训练、工作技能训练等，在治疗过程中治疗师可以对患者情况有更为全面的观察和了解，患者也常感觉自己是最受重视的，进而增加训练兴趣和提高表现力。

（二）认知行为疗法

认知行为疗法是一种相对年轻的作业疗法，可通过矫正患者的思想、信念和态度，从而达到治疗目的。认知行为疗法对复发性抑郁症患者是一种有效的康复治疗方法，能降低复发率。抑郁症的行为治疗旨在改变可能使人感到孤立或挫败的行为，它还涉及改变生活方式和技能训练，如自信、自我监控和活动安排。认知治疗有助于帮助抑郁症患者改变消极的思维过程。认知行为疗法的目的在于修正消极的自动式思维和潜在意识或信念的混乱，从而改变患者对特定相关问题的行为模式。

（三）改良森田疗法

森田疗法是日本森田正马教授在1920年创立的主要用于神经质症的特殊疗法。经过近百年的研究与改良，其适应证也逐步扩大到抑郁症等多种心理疾病。森田疗法的基本观点在于顺其自然，疗法中的第2、第3阶段是轻作业期与重作业期，即强调作业疗法在抑郁症精神康复中的作用。研究表明，改良森田疗法和药物联合治疗抑郁症，具有不良反应小、疗效确切、安全性高等诸多优点。改良森田疗法不以症状作为治疗的主要内容，医生要用森田疗法理论讲解抑郁症的发病基础；社会生活事件引起心理冲突后，产生焦虑、抑郁情绪的交互机制；向患者讲解森田疗法"顺其自然、为所当为"的治疗原理；放弃对抑郁情绪的关注及对抗抑郁症状的立场，应用"行动正常、内心健康"的森田理念来指导治疗，在行动中提出"三不原则"，即对待症状"不害怕、不排除、不对抗"，告诉患者只有在日常作业活动中，才能体会到"与症状共存、任其存在、为所当为"的真谛，鼓励患者承担自己生活中应承担的责任，目标是使其对精神自我冲突的发病机制产生"顿悟"，修正不良的生活方式，重在使其以主动的顺其自然的生活态度去实践和体验生活，从而使其从"情绪本位"的状态转向"目的本位"的生活方式上来，在行动和生活体验的过程中得以自我实现，获得自信心，抑郁症状也就在不知不觉中消除了。

四、音乐治疗

抑郁症是心境障碍的主要类型。音乐治疗可有效预防和缓解抑郁症状，成为抑郁症康复的辅助手段之一。音乐治疗的类型包括个人和团体治疗，主动性治疗和被动性治疗。在个人治疗中，患者可独自进行音乐治疗，或在与治疗师交流的同时进行音乐治疗；在团体治疗中，音乐治疗同时应用于两名或更多患者。在主动性音乐治疗中，患者即兴演奏乐器、歌曲创作及歌唱，积极参与音乐创作的过程；被动性音乐治疗则是指患者进行音乐聆听与欣赏，侧重于感知和体验音乐。在不同的时间，依据个体的生理、心理状态和情绪，音乐会引发患者的独特体验，收听喜欢和熟悉的音乐会使患者放松，降低焦虑。因此，识别患者喜欢的音乐类型非常重要。音乐治疗的效果受音乐、音量、速度及频次的影响。有研究认为，音乐节奏缓慢，最高水平为60dB，持续时间为20分钟至1小时，可使患者达到最放松的效果；音乐速度为60~80拍/分时，患者处于安静状态；更快的速度可导致抑郁或沮丧的患者进入振奋状态。音乐治疗的效果存在量效关系，经过4次治疗后，音乐治疗可对抑郁症状产生轻微的影响，10次以上治疗可对抑郁症状产生中等影响。

 知识链接

请扫码查看完成任务清单的知识锦囊。

 能量小贴士

子曰："温故而知新，可以为师矣"。

——《论语》

知识拓展

一、康复治疗原则

1.早期发现、早期治疗 尽早识别抑郁症并积极治疗，会更有效地减轻或缓解症状，也可以减少伴发疾病的患病率和死亡率，降低发病的频率、严重性和心理社会性不良后果，并增强发作间歇期的心理、社会功能。

2.鼓励治疗对象主动参与 建立良好的治疗和咨询关系，有助于患者的康复，使患者消除不必要的顾虑、恐惧和悲观情绪，促使其积极主动参与治疗。

3.加强安全意识，严防自杀。

4.充分的药物治疗，足够的剂量和疗程。

5.联盟治疗 选择和确定最佳的药物、无抽搐电痉挛治疗、心理治疗和其他治疗方法等。

6.个体化 本着因人而异的原则，根据不同患者的特点，选择恰当的治疗药物并确定给药剂量。抗抑郁药治疗时药物的选择和具体的剂量是个体化的。

7.积极的社会心理干预 通过相关手段系统治疗，帮助抑郁症患者回归社会和生活。

二、康复治疗目标

2015年《中国抑郁障碍防治指南》提出，"抑郁症治疗目标是彻底消除症状、恢复社会功能、实现临床治愈、减少病残率"。随着抑郁症状的减少或消失，患者的功能也得到一定程度的改善，但是两者的改善比例和幅度并不一致。仅仅只有不到1/4的抑郁症患者达到症状和功能的双重改善。这也提醒我们，除了关注临床症状的改善，还应进一步重视患者的功能康复。所谓功能，即患者从事工作、学习、社会交往、生活等各项活动的能力，而生活质量则包括患者的幸福感和生活满意度等，涉及生活中的方方面面。

抑郁症症状消失加功能康复是判断患者是否痊愈的标准，如果患者抑郁症状消失了，但整天在家待着，出不了门，这不是成功的治疗。所以抑郁症治疗追求的不仅仅是症状的完全消失，这只是急性期治疗的标准而不是最终标准，最终标准一定是症状消失加功能康复。从这一点看，临床上还有大量未被满足的医疗需求。

三、康复护理

1.饮食护理 抑郁发作患者常存在食欲减退，甚至是丧失，自责、自罪等症状可导致患者拒食。护士应了解拒食原因并设法劝其进食，根据不同的情况，制定相应的护理对策，保证患者营养的摄入，如陪伴患者进食、选择患者喜爱的食物、少食多餐等。对坚决拒食者，必要时给予肠内或肠外营养，以维持身体的日常需要。

2. 睡眠护理　睡眠障碍是抑郁发作患者最常见的症状之一，以早醒最多见。对出现睡眠障碍的患者，护士白天应安排患者参与激发兴趣的活动，如做手工、下棋、运动等，减少卧床时间。临睡前禁饮咖啡、浓茶，可饮用适温的牛奶，热水泡脚，洗温水澡，保证安静的睡眠环境，必要时遵医嘱给予安眠药物。护士清晨应加强护理巡视，对早醒患者应给予安抚，使其延长睡眠时间。

3. 生活护理　患者可能因情绪低落影响个人的生活自理，如个人卫生、衣物的更换等，甚至连最基本的起居、梳理都感困难，护士应给予积极的鼓励，给患者以支持和信心，鼓励患者自行解决，必要时提醒、督促或适当协助患者完成。对重度抑郁，生活完全不能自理的患者，护士应协助做好日常生活的护理工作，护士要保证床褥干燥平整，做好排泄、皮肤、口腔等方面的护理，并做好记录。

4. 用药护理　护士应告诉患者遵医嘱服药的重要性，督促患者按时服药，认真检查患者药物是否服下，严防积攒药物用以自杀。密切观察患者用药的疗效和不良反应。对于病情好转处于康复期的患者，护理人员应督促其维持用药，不可随意停药，以免复发。

任务总结

抑郁症患者在疾病转归后，非常渴望获得疾病的相关知识。医务人员应讲解抑郁症的相关疾病知识，强调坚持服药的重要性，切不可擅自增减药量或自行停药，并严防囤积药物用以自杀。教会患者及家属识别复发的早期症状及药物常见的不良反应等相关知识，为患者提供良好的家庭支持。还要教会患者运用正确的应对方式来处理压力，对患者合乎现实的期望值给予正向增强。指导患者锻炼，培养其健康的身心和乐观、积极的生活态度，指导家属帮助患者拟定一个简单的作息时间表，让患者自行完成作息时间表所规定的内容，同时给予积极的鼓励和支持。

扫码查看知识测试与能力训练

项目四　焦虑障碍康复

　　知识目标：掌握焦虑障碍的概念、评定方法及康复方法；熟悉焦虑障碍的临床表现；了解焦虑障碍的病因。

　　能力目标：能够根据患者病情选择适宜的评定方法；能够根据评定方法对患者进行详细评定；能够根据评定结果制订康复方案，并进行具体操作。

　　素质目标：通过课程各项目的学习、网络课程的辅助，培养学生自主学习的能力；培养学生富有爱心、耐心、同情心和责任心，以及良好的人际沟通能力；培养学生坚持原则、爱岗敬业的职业素养。

任务一　认知焦虑障碍

任务清单

项目名称	任务清单内容
任务情景	焦虑障碍属于最常见的精神障碍之一，其患病率高，疾病负担重，而且焦虑障碍常与其他精神障碍，如抑郁症、酒精滥用或依赖等合并存在，各种焦虑障碍也可能共同存在，使诊断和治疗更为困难。
任务目标	认知焦虑障碍，掌握焦虑障碍的分类、临床表现特点及诊断方法。
任务要求	请你根据任务情景，通过网络搜索，完成以下任务。 （1）掌握焦虑障碍。 （2）掌握焦虑障碍的分类。 （3）掌握焦虑障碍的临床表现及诊断方法。

项目名称	任务清单内容
任务实施	（1）何为焦虑障碍？ （2）焦虑障碍的分类。 （3）焦虑障碍的临床表现及诊断方法。
任务总结	通过完成上述任务，你学到了哪些知识？
实施人员	
任务点评	

【做中学　学中做】请归纳总结焦虑障碍患者具体临床表现，填写表4-1。

表4-1　焦虑障碍临床表现

项目	具体内容
症状分类	
症状特点	

相关知识

一、焦虑障碍

焦虑是一种常见情绪，人们在不同场合会有不同程度的焦虑，同时会力图预防引起焦虑的不利情况，积极去做减轻焦虑的活动，这是一种保护性反应。当焦虑的严重程度与客观的事件或处境不相称或持续时间过长时则为病理性焦虑，临床上称为焦虑障碍状。

焦虑障碍状表现为精神症状和躯体症状。精神症状是指一种提心吊胆、恐惧和忧虑的内心体验，伴有紧张不安；躯体症状是在精神症状基础上伴发自主神经系统功能亢进症状，如心悸、气短、胸闷、口干、出汗、肌紧张性震颤、颤抖或颜面潮红、苍白等。

焦虑障碍又称焦虑性疾病，是一组以焦虑为主要临床相的精神障碍。各分类系统对于焦虑障碍概念的分类不尽相同。在《中国精神障碍分类与诊断标准（第3版）》（ *Chinese Classification and Diagnostic Criteria of Mental Disorders-3rd Edition*，CCMD-3）中，焦虑障碍（anxiety disorder）包括惊恐障碍和广泛性焦虑。《国际疾病与相关健康问题统计分类（第10版）》（ *International Statistical Classification of Diseases and Related Health Problems-10th Edition*，ICD-10）将焦虑障碍分为两大类：一类是恐怖性焦虑障碍，包括广场恐怖、社交恐怖、特定的（孤立的）恐怖；另一类是其他焦虑障碍，包括惊恐障碍、广泛性焦虑障碍、混合性焦虑和抑郁障碍等。美国《精神障碍诊断与统计手册（第4版）》（ *Diagnostic and Statistical Manual of Mental Disorders-4th Edition*，DSM-Ⅳ）中的焦虑障碍所涵盖的种类最多，既包括ICD-10中除焦虑抑郁混合状态外的全部病种，还包括强迫障碍、急性应激障碍、创伤后应激障碍和躯体疾病或物质应用所致的焦虑障碍等。

二、焦虑障碍临床表现与诊断

（一）症状分类

焦虑障碍多发生于中青年群体中，诱发的因素主要与人的个性和环境有关，前者多见于内向、羞怯、过于神经质的人，后者常与激烈竞争，超负荷工作，长期脑力劳动，人际关系紧张等密切相关，也有部分患者诱因不典型，临床上医生常把焦虑障碍分成急性焦虑和慢性焦虑两类。

1.急性焦虑　主要表现为惊恐样发作，在夜间睡梦中多发生，有濒死的感觉，患者心脏剧烈跳动，胸口憋闷，喉头有堵塞感，呼吸困难，由惊恐引起的过渡呼吸造成呼吸性碱中毒（二氧化碳呼出过多导致血液偏碱性），又会诱发四肢麻木，口周发麻，面色苍白，腹部坠胀等症状，进一步加重患者的恐惧，使患者精神崩溃，这类患者就诊时往往情绪激动，紧张不安，常给医生一种心血管疾病发作的假象，一般急性焦虑发作持续几分钟或数小时，当发作过后或适当治疗后症状可缓解或消失。

2.慢性焦虑 急性焦虑常在慢性焦虑的背景上产生，但更多患者主要表现为慢性焦虑的症状，一般慢性焦虑的典型表现为五大症状，即心慌、疲惫、神经质、气急和胸痛，此外还有紧张、出冷汗、晕厥厥气、恶心、腹胀、便秘、阳痿、尿频、尿急等，有时很难与神经衰弱或其他专科疾病相区分，故需要医生对病情有全面细致的了解，以免误诊，有时候一些必要的辅助检查有助于排除器质性疾病，如心电图、X线片、消化道造影、胃镜等可以帮助医生查出疾病，不过，焦虑障碍的主观症状虽然严重，但客观体征却很轻或呈阴性。

（二）症状特点（表4-2）

1.急性焦虑发作（惊恐发作、惊恐障碍）

（1）濒死感或失控感：在平时的日常生活中，患者几乎跟正常人一样。而一旦发作时（有的有特定触发情境，如封闭空间等），患者突然出现极度恐惧的心理，体验到濒死感或失控感。

（2）自主神经系统症状同时出现胸闷、心慌、呼吸困难、出汗、全身发抖等。

（3）一般持续几分钟至数小时，发作开始突然，发作时意识清楚。

（4）极易误诊：发作时患者往往拨打"120"急救电话，去看心内科的急诊。尽管患者看上去症状很重，但是相关检查结果大多正常，因此往往诊断不明确。发作后患者仍极度恐惧，担心自身病情，往往辗转于各大医院各个科室，做各种各样的检查，但不能确诊。既耽误了治疗，也造成医疗资源浪费。

2.慢性焦虑（广泛性焦虑）

（1）情绪症状在没有明显诱因的情况下，患者经常出现与现实情境不符的过分担心、紧张、害怕，这种紧张害怕常常没有明确的对象和内容。患者感觉自己一直处于一种紧张不安、提心吊胆、恐惧、害怕、忧虑的内心体验中。

（2）自主神经症状：头晕、胸闷、心慌、呼吸急促、口干、尿频、尿急、出汗、震颤等躯体方面的症状。

（3）运动性不安：坐立不安，坐卧不宁，烦躁，很难静下心来。

表4-2 各种焦虑障碍的主要特征

诊断	病程	主要特征
惊恐障碍	≥3次/月或首次发作后持续焦虑1个月	没有任何明显诱发因素的、无法预料的惊恐发作反复发生，患者可主动回避预计会发生惊恐发作的场景，焦虑的躯体症状严重，无法忍受
广泛性焦虑	≥6个月	在多数日子里，几乎每天都对很普通的事情或活动有无法控制的过度担忧，常伴随躯体症状，如头痛、恶心或无法忍受的不确定感
社交焦虑	≥3次/月	过分或不现实地害怕社交，或大众场合无法忍受的尴尬或别人的审视

知识链接

请扫码查看完成任务清单的知识锦囊。

 能量小贴士

子曰:"知者乐水,仁者乐山。知者动,仁者静。知者乐,仁者寿。"

——《论语》

 知识拓展

一、焦虑障碍流行病学

焦虑障碍是人群中最常见的精神障碍之一,国内外相关的流行病学研究对此已有大量报道。由于研究采用的诊断标准、研究样本和研究方法不同,结果具有较大差异。世界卫生组织对包括我国在内的 28 个国家进行了世界精神卫生调查(WMHS)及跨文化研究,从已完成该研究的美国、新西兰、加拿大、挪威、德国、澳大利亚等西方国家的 14 项流行病学研究中发现,人群中焦虑障碍终身患病率为 13.6%~28.8%,年患病率为 5.6%~19.3%。其中,美国焦虑障碍终身患病率为 28.7%,年患病率为 19.3%;德国焦虑障碍终身患病率和年患病率分别为 14.4% 和 9.3%;加拿大年患病率为 12.4%,澳大利亚焦虑障碍的年患病率为 5.6%。其中特殊恐惧障碍是最常见的焦虑障碍亚型,其次是社交恐惧障碍。

焦虑障碍发病年龄通常较早,80%~90% 在 35 岁以前发病,其发病高峰年龄是 10~25 岁,但不同焦虑障碍亚型的发病年龄有所不同。

(1)特殊恐惧障碍与社交恐惧障碍通常发病于童年期或青春期早期,一般发病年龄不超过 20 岁。

(2)广泛性焦虑障碍、惊恐发作及场所恐惧障碍多发病于青春期后期和成年早期,平均首发年龄在 25~30 岁。

二、致病因素

目前病因尚未明确,与多种原因有关。可能的致病因素如下。

1.**心理因素**　没有做好迎接人生苦难的思想准备，总希望一帆风顺、平安一世。没有迎接苦难思想准备的人，当一遇到矛盾，就会惊惶失措，怨天尤人，大有活不下去之感，这是引起焦虑障碍的具体原因之一。

2.**神经质人格**　对于引起焦虑障碍原因也表现在神经质人格。这类人的心理素质较低，对任何刺激均敏感，一触即发，对刺激做出不适应的过强反应。承受挫折的能力太低，自我防御本能过强。甚至无病呻吟、杞人忧天，整日提心吊胆、脸红紧张、疑神疑鬼。

3.**长期使用某些药物**　长期使用某些药物（如治疗高血压、关节炎或帕金森症的药物）会造成焦虑障碍状，这也是引起焦虑障碍的原因之一。

4.**过度劳累**　在工作、生活健康方面均追求完美。稍不如意，就十分遗憾，心烦意乱，长吁短叹，总担心出问题，惶惶不可终日。

5.**遗传因素**　有学者认为焦虑障碍是环境因素通过易感素质共同作用的结果，易感素质是由遗传决定的。遗传在焦虑障碍的发生中起重要作用，其血缘亲属中同病率为15%，远高于正常居民；异卵双生子的同病率为2.5%，而同卵双生子的同病率则高达50%。

6.**生物学因素**　焦虑反应的生理学基础是交感和副交感神经系统活动的普遍亢进，常有肾上腺素和去甲肾上腺素的过度释放，当这些激素分泌紊乱，又会加重焦虑障碍的症状。

7.**性别**　焦虑障碍在女性中的影响更大，由于女性对各种感官刺激非常敏感，包括身体接触、周围的光线、噪声和气味等，很容易受到刺激而歇斯底里地发作起来。

8.**应激**　生活中出现了应激事件，如天灾人祸等，就更有可能引发焦虑障碍。因为在此过程中，心理压力得不到有效释放，从而导致持续的紧张、心慌等。

任务总结

焦虑障碍预后很大程度上与个体素质和临床类型有关。经恰当的治疗，多数患者可在半年内好转。病程长短、症状轻重、病前社会适应能力是否完好、有无刺激因素、个性有无缺陷均可作为预后的参考因素，尤其是对于广泛性焦虑患者，需要长期治疗以预防复发。

任务二　焦虑障碍康复评定

任务清单

项目名称	任务清单内容
任务情景	病例一：小雅，女，高中生。数学基础较差，家境较好，一直在上补习班，但补习效果差。家人常叮嘱她要好好学习，一定要考上大学，为家庭争光。这给她造成很大压力，上课易开小差，注意力无法集中，常想"如果考不上大学怎么办"，回到家中不敢在大家面前讲话，更不敢直视家人，也害怕家人凝视，害怕见到家族其余亲戚。此症状持续1年有余，临近考试，越发紧张不安，不能集中注意力，考试成绩差。 病例二：周某，女，13岁。从小家庭不和睦，父母经常吵架，小周感到紧张、担心、害怕，甚至听到声音就担心，晚间睡眠不好，时不时出现心慌、胸闷表现，未见濒死感。
任务目标	掌握焦虑障碍不同症状选择的评估工具。
任务要求	请你根据任务情景，通过网络搜索，两个病例分别用到的评估工具有哪些？
任务思考	（1）焦虑障碍患者常用的评估工具有哪些？ （2）焦虑障碍患者常用的评估工具的区别。
任务实施	（1）病例一需要用哪些评估工具？ （2）病例二需要用哪些评估工具？
任务总结	通过完成上述任务，你学到了哪些知识或技能？
实施人员	
任务点评	

【做中学 学中做】请归纳总结焦虑障碍患者评估工具使用，填写表4-3。

表4-3 焦虑障碍评估工具

评估工具	具体使用方法

相关知识

焦虑障碍评估工具常用到量表，量表可分为自评和他评两类，自评主要反映患者主观感受到的症状严重程度，他评则反映客观评价的症状严重程度。由于焦虑障碍患者一般无自知力障碍，比较适合采用方便省力的自评量表。如果能将自评和他评相结合，则可避免患者的主观加重倾向，并且能较准确地评估症状的严重程度。症状量表可作为疾病的一般资料来评估患者有无靶症状及其严重程度。定期随访测定可作为病情变化的监测指标及反映疗效的指标。

焦虑是存在于各种焦虑谱系疾病的普遍和核心症状，但各种疾病的焦虑障碍症状又各有特点。常用焦虑量表分为一般量表和专项量表，见表4-4。

表4-4 常用焦虑障碍症状评定量表

评估		英文缩写	评估者
一般量表	临床疗效总评量表-病情严重程度	CGI-SI	他评
	临床疗效总评量表-疗效总评	CGI-GI	他评
	汉密尔顿焦虑量表	HAMA	他评
	焦虑自评量表	SAS	自评
	贝克焦虑量表	BAI	自评
	状态特质焦虑问卷	STAI	自评
专用量表	Marks Sheehan恐惧量表	MSPS	他评
	Liebowitz社交焦虑量表	LSAS	他评
	社交回避及苦恼量表	SAD	他评
	惧怕否定评价量表	FNE	自评
	恐惧问卷	FQ	自评
	杜克简易社交恐惧量表	DBSPS	自评
	社交恐惧和焦虑问卷	SPAI	自评
	交流恐惧自陈量表	PRCA-24	自评
	羞怯量表	SS	自评
	交往焦虑量表	IAS	自评
	惊恐相关症状量表	PASS	他评
	惊恐障碍严重度量表	PDSS	他评

一、焦虑自评量表

焦虑自评量表（self-rating anxiety scale，SAS）由华商教授Zung编制（1971），是一种分析患者主观症状的相当简便的临床工具。适用于具有焦虑状的成年人，具有广泛的应用性。国外研究认为，SAS能够较好地反映有焦虑倾向的精神病求助者的主观感受。而焦虑是心理咨询门诊中较常见的一种情绪障碍，所以近年来SAS是咨询门诊中了解焦虑障碍状的自评工具。本量表可以评定焦虑障碍状的轻重程度及其在治疗中的变化，适用于具有焦虑障碍状的成年人。主要用于疗效评估，不能用于诊断。

1.施测步骤

（1）在自评者评定以前，一定要让受测者把整个量表的填写方法及每条问题的含义都弄明白，然后做出独立的、不受任何人影响的自我评定。其评分标准为"1"表示没有或很少时间有；"2"是小部分时间有；"3"是相当多时间有；"4"是绝大部分或全部时间都有。

（2）评定的时间范围是自评者过去1周的实际感觉。

（3）如果评定者的文化程度太低，不能理解或看不懂SAS问题的内容，可由工作人员逐条念给他听，让评定者独自做出评定。

（4）评定时，应让自评者理解反向评分的各题，SAS有5项反向项目，如不能理解会直接影响统计结果。

（5）评定结束时，工作人员应仔细检查一下评定结果，应提醒自评者不要漏评某一项目，也不要在相同一个项目上重复评定。

2.测验记分及结果　若为正向评分题，依次评为粗分1、2、3、4分；反向评分题（带有＊号者），则评为4、3、2、1分。与SDS一样，20个项目得分相加即得粗分（X），经过公式换算，即用粗分乘以1.25以后取整数部分，就得标准分（Y）。按照中国常模结果，SAS标准差的分界值为50分，其中50~59分为轻度焦虑，60~69分为中度焦虑，69分以上为重度焦虑。

3.注意事项

（1）由于焦虑是神经症的共同症状，故SAS在各类神经症鉴别中作用不大。

（2）关于焦虑障碍状的临床分级，除参考量表分值外，主要还应根据临床症状特别是要害症状的程度来划分，量表总分值仅能作为一项辨别指标而非绝对标准。

二、汉密尔顿焦虑量表

汉密尔顿焦虑量表（hamilton anxiety scale，HAMA）由Hamilton于1959年编制。该量表是最经典的、最常用的他评量表，包括14个项目。《CCMD-3中国精神疾病诊断标准》将其列为焦虑障碍的重要诊断工具，临床上常将其用于焦虑障碍的诊断及程度划分的依据。

1.项目和评分标准 HAMA所有项目采用0~4分的5级评分法，各级的标准如下：0分——无症状；1分——轻；2分——中等，有症状，但不影响生活于活动；3分——症状重，需要加以处理，或已影响生活与活动；4分——症状极重，严重影响生活。

（1）焦虑心境：担心、担忧，感到有最坏的事情将要发生，容易被激惹。

（2）紧张：紧张感、易疲劳、不能放松，情绪反应，易哭、颤抖、感到不安。

（3）害怕：害怕黑暗、陌生人、一人独处、动物、乘车或旅行及人多的场合。

（4）失眠：难以入睡、易醒、睡得不深、多梦、梦魇、夜惊、睡醒后感到疲倦。

（5）认知功能：或称记忆力、注意力障碍。注意力不能集中，记忆力差。

（6）抑郁心境：丧失兴趣、对以往爱好事务缺乏快感、忧郁、早醒、昼重夜轻。

（7）躯体性焦虑（肌肉系统症状）：肌肉酸痛、活动不灵活、肌肉经常抽动、肢体抽动、牙齿打颤、声音发抖。

（8）感觉系统症状：视物模糊、发冷发热、软弱无力感、浑身刺痛。

（9）心血管系统症状：心动过速、心悸、胸痛、血管跳动感、昏倒感、心搏脱漏。

（10）呼吸系统症状：时常感到胸闷、窒息感、叹息、呼吸困难。

（11）胃肠消化道症状：吞咽困难、嗳气、食欲减退、消化不良（进食后腹痛、胃部烧灼痛、腹胀、恶心、胃部饱胀感）、肠鸣、腹泻、体重减轻、便秘。

（12）生殖、泌尿系统症状：尿意频繁、尿急、停经、性冷淡、过早射精、勃起不能、阳痿。

（13）自主神经系统症状：口干、潮红、苍白、易出汗、易起"鸡皮疙瘩"、紧张性头痛、毛发竖起。

（14）与人谈话时的行为表现：①一般表现：紧张、不能松弛、忐忑不安、咬手指、紧握拳、摸弄手帕、面肌抽动、不停顿足、手发抖、皱眉、表情僵硬、肌张力高、叹息样呼吸、面色苍白。②生理表现：吞咽、频繁打呃、安静时心率快、呼吸加快（20次/分钟以上）、腱反射亢进、震颤、瞳孔放大、眼睑跳动、易出汗、眼球突出。

2.结果分析

（1）焦虑因子分析：HAMA将焦虑因子分为躯体性和精神性两大类。躯体性焦虑：7~13项的得分比较高。精神性焦虑：1~6项和14项得分比较高。

（2）HAMA总分能较好地反映焦虑障碍状的严重程度：总分可以用来评价焦虑和抑郁障碍患者焦虑障碍状的严重程度和对各种药物、心理干预效果的评估。按照我国量表协作组提供的资料：总分≥29分，可能为严重焦虑；≥21分，肯定有明显焦虑；≥14分，肯定有焦虑；超过7分，可能有焦虑；如小于7分，便没有焦虑障碍状。

对HAMA躯体性和精神性两大类因子的分析，不仅可以具体反映患者的精神病理学特点，也可反映靶症状群的治疗效果。

三、状态－特质焦虑量表

状态－特质焦虑量表（state–trait inventory，STAI），由 Charles D Spielberger 等编制。STAI首版于1970年问世，曾经过2000项研究，1979年对首版进行修订。状态焦虑（state anxiety）是描述一种不愉快的情绪体验，如紧张、恐惧忧虑和神经质，伴有自主植物神经功能的亢进，一般为短暂性的。特质焦虑（trait anxiety）则是用未描述相对稳定的、作为一种人格特质、具有个体差异的焦虑倾向。量表共有40个项目，第1~20项为状态焦虑量表（S–AI），主要用于评定即刻的或最近某一特定时间或情景的恐惧、紧张焦虑和神经质的体验或感受，可用来评价应激情况下的状态焦虑。第21~40项为特质焦虑量表（T–AI），用于评定人们经常的情绪体验。该量表特别适用于焦虑障碍者，它是一种自我评定的量表，有较好的信度和效度。

每一项按1~4分的4级评定，前20项各级标准为：1分为完全没有，2分为有些，3分为中等程度，4分为非常明显；后20项各级标准为：1分为几乎从来没有，2分为有时有，3分为经常有，4分为几乎总是如此。反向计分则按上述顺序依次评为4、3、2、1分，其中第1、2、5、8、10、11、15、16、19、20、21、23、24、26、27、30、33、34、36、39项为反向记分。分别计算S–AI和T–AI量表的累加分，最低20分，最高80分。

四、贝克焦虑量表

贝克焦虑量表（Beck anxiety Inventory）由美国阿隆·贝克（Aaron T.Beck）等于1985年编制，是一个含有21个项目的自评量表。该量表是一种分析受试者主观焦虑障碍状的相当简便的临床工具。综合特点是项目内容简明，容易理解，操作分析方便。该量表是焦虑感受的自评量表，其总分能充分反映焦虑状态的严重程度，能帮助了解近期心境体验及治疗期间焦虑障碍状的变化动态。

1.项目和评分标准　该量表共有21个自评项目，把受试者被多种焦虑障碍状烦扰的程度作为评定指标，评分标准为"1"表示无；"2"表示轻度，无多大烦扰；"3"表示中度，感到不适但尚能忍受，"4"表示重度，只能勉强忍受。请将每题得分相加，15~25分为轻度焦虑，26~35分为中度焦虑，36分以上为重度焦虑。

2.评定方法及注意事项　该量表均应由评定对象自行填写。在填表之前应向填写者交代清楚填写方法及每题的含义，要求独立完成自我评定。需要注意的方面如下。

（1）评定时间范围应是"现在"或"最近1周"内的自我体验。

（2）应仔细评定结果，不要漏项或重复评定。

（3）可随临床诊治或研究需要反复评定，一般间隔时间至少1周。

五、医院焦虑抑郁量表

医院焦虑抑郁量表（hospital anxiety and depression scale，HAD）主要应用于综合医

院中患者的焦虑和抑郁情绪的筛查。其特点是集抑郁和焦虑障碍状评估于一表，便于在不需要症状针对性很强的情况下使用。

HAD共由14个条目组成，分为2个因子。其中7个条目评定抑郁，另7个条目评定焦虑。共有6条反向提问条目，其中5条在抑郁分量表中，1条在焦虑分量表中。HAD主要用于焦虑、抑郁的筛查。按原作者的标准，焦虑与抑郁2个分量表的分值划分：0~7分属于无症状，8~10分属于症状可疑，11~21分属于肯定存在症状。

六、Liebowitz社交焦虑量表（Liebowitz social anxiety scale，LSAS）

Liebowitz社交焦虑量表对11个社交情境（如对权威人士讲话）和13个操作情境（如在被注意的情况下走路）下的恐惧和回避分别进行了评估。该量表包含4个分量表：操作恐惧、操作回避、社交恐惧、社交回避，可以计算恐惧总分和回避总分。将所有24个条目的恐惧和回避分数相加得到总体严重程度分。评分分4级：①恐惧分量表，0没有，1轻度（可以忍受），2中度（感到苦恼），3严重（影响日常工作与生活）；②回避分量表，0从不（0），1偶尔（1%~33%），2经常（34%~66%），3总是（67%~100%）。该量表有较好的信度和效度，并对社交焦虑障碍的药物和行为治疗效果也较敏感。社交恐惧分量表可以有效地区分广泛性和非广泛性社交焦虑障碍亚型。原设计为临床医生用表，以社交恐惧分量表27分为分界值可以正确区分78%的患者。按总分可以分为轻度（＜51分），中度（52~81分）和重度（＞82分）。

实践中很多情况下被用于患者自评。LSAS的中文版本以总分＞38分为分界值，其灵敏度为83%，特异度为81%；如果是自评，则灵敏度为85%，特异度不变。

七、儿童社交焦虑量表（social anxiety scale for children，SASC）

SASC是La Greca编制的一种儿童社交焦虑障碍症状的筛查量表，用于评估儿童社交焦虑障碍，可作为辅助临床诊断、科研及流行病学调查的筛查工具。该量表由2个因子组成，即害怕否定评价、社交回避及苦恼，其信度与效度好，是一种有效的筛选工具，可为临床儿童社交焦虑障碍的诊断提供帮助。

 知识链接

请扫码查看完成任务清单的知识锦囊。

能量小贴士

> 子曰："敏而好学，不耻下问。"
>
> ——《论语》

知识拓展

1.焦虑障碍与其他精神疾病的鉴别 不少精神疾病的早期表现都有焦虑障碍状或与焦虑障碍类似，许多精神疾病与焦虑障碍共病。因此，在诊断焦虑障碍时，必须先考虑其他精神疾病存在的可能性，特别要注意排除物质滥用、抑郁症或早期的精神病性障碍。

（1）物质滥用：有研究显示，焦虑障碍患者中有很高的酒精滥用率，反之亦然。如果有下列情况时，应高度怀疑同时存在物质使用障碍的可能：①大量摄入酒精及大麻或其他成瘾物质；②存在用这类物质来缓解焦虑的行为模式；③有苯二氮䓬类药物滥用史；④有酒精或药物使用问题的个人史或家族史；⑤对焦虑治疗的依从性不好；⑥焦虑和抑郁的治疗效果不好。

（2）抑郁症：焦虑障碍患者常同时患有抑郁症，共病率可达40%，约1/3的患者先有抑郁症状，其他患者多抑郁与焦虑同时出现或继发于焦虑障碍。因此，当患者有焦虑障碍状时，应常规评估是否同时存在抑郁症状，是否足以诊断为抑郁症；同样，在有抑郁症的患者中，也应该常规评估是否有焦虑障碍状。

（3）精神分裂症：精神分裂症常伴有阶段性焦虑。早在出现明显的精神病性症状之前，已先有相对比较轻的、亚临床的前驱症状或先兆，常被描述为"行为有点怪"或"不是原来的他了"。患者会表达某些难以理解的想法，坚信某些事情，但未达到妄想的程度。也可能有感知觉障碍，行为有些出格，但总体上还没有紊乱。这阶段也常见淡漠、退缩、缺乏动机和动力这些阴性症状，常常是最早显示"不对劲"的征兆。患者逐渐出现注意力集中困难和记忆受损，难以行动起来开始做一件事情，与人交谈少，越来越退缩，可以伴有高水平的焦虑。

偶尔患者的精神病性症状或妄想性信念表现为强迫观念。但强迫症患者一般有自知力，知道他们的想法不合理，或者可以被说服，而精神病性妄想患者则不会有此认识。

（4）其他精神障碍：包括神经性厌食和神经性贪食、人格障碍、躯体化障碍、冲动控制障碍、疑病症和躯体变形障碍，也常有较高水平的焦虑障碍状或与焦虑障碍共病。

1）神经性厌食和神经性贪食者有害怕在公共场合吃东西怕别人评价不好的

表现，因而需要与社交焦虑障碍鉴别；另外，其对于吃可有强迫观念和强迫行为，因而需要与强迫症鉴别。鉴别点在于神经性厌食和神经性贪食的所有症状都围绕进食，其核心是怕胖，要减轻体重。神经性贪食还有自我催吐、导泻等行为，这些均有助于与焦虑障碍鉴别。

2）某些人格障碍的表现极像焦虑障碍症状，或与焦虑障碍同时存在。如强迫型人格障碍，开始于成年早期，表现为追求完美、追求秩序、追求控制，而不是强迫观念和强迫行为的分离；如回避型人格障碍，对评判高度敏感，回避认为可能会尴尬或遭到排斥的场合；如依赖型人格障碍，总感觉不合适，需要"被照顾"；如分裂型人格障碍，需要与社交恐惧障碍鉴别，前者的回避是因为没有兴趣与他人交往，而不是因怕被别人评论不佳的焦虑而回避。

3）躯体化障碍的诊断，要求患者有多种躯体症状，但没有躯体疾病的基础或不能由躯体疾病完全解释。症状损害患者的社会、职业、学习和其他功能。它与焦虑障碍的不同之处在于躯体化障碍的躯体症状就是最基本和主要的主诉症状。

4）冲动控制障碍者的脑海中常被一个目标行为所占据，为了达到兴奋或释放压力的目的，要重复这种行为的愿望越来越强烈。但这种行为并不会依据刻板的规则来进行，也不是对强迫观念的反应。

5）疑病症与基于焦虑的对患病的恐惧不同。如强迫症是怕被污染而染病，他们刻意回避可能被污染的环境，害怕被传染上某种疾病；而疑病症则相信他们已经患上了某种疾病。

6）躯体变形障碍者认定自己的外表有缺陷，这完全是患者主观想象的，或轻度的生理异常被夸大了并过分关注，患者为此痛苦异常；强迫症的强迫观念则不限于外表。

2.焦虑障碍与躯体疾病的鉴别　焦虑障碍与躯体疾病的鉴别诊断必须考虑以下4种情况。

（1）焦虑障碍是原发性的，没有明显的躯体疾病，而所有躯体症状都是继发于焦虑。

（2）焦虑状态是原发性躯体疾病的症状表现，如甲状腺功能亢进。

（3）焦虑因躯体因素而诱发或加重，如使用兴奋剂。

（4）焦虑障碍和躯体疾病同时存在，但两者互不相关。

任务总结

根据不同的诊断体系，有多种配套的诊断工具，如与DSM Ⅳ配套的定式临床诊断检查提纲（SCID）和国际神经精神科简式访谈问卷（MINI）；与ICD-10配套的神经精神病学临床评定量表（SCAN）；与ICD–10和DSM–Ⅴ均能配套的复合性国际诊断检查问卷（CIDI）；与CCMD–3配套的RTHD–LVS等。由于这些诊断工具多为定式或半定式，涉及各项可能的诊断，同时考虑了共病问题，需经过专门培训后才能使用，故较少作为临床常规应用，而更多用于研究。

CIDI是国际上被普遍接受的一个诊断量表，其核心版包括15个模块，基本覆盖了诊断分类中的各大疾病，其中就有焦虑谱系的各种障碍。CIDI症状的检出和流程相当复杂，评定结果可输入计算机，利用诊断程序自动做出ICD–10和DSM–Ⅳ诊断。CIDI对临床精神检查经验不足者是一个很好的工具，也可由经过训练的非精神科医生评定，但不适用于不合作的患者。

任务三　焦虑障碍康复治疗

任务清单

项目名称	任务清单内容
任务情景	经过专业机构诊断病例一、病例二均患有焦虑障碍，各自诊断结果如下。 病例一：精神压力大，上课无法集中注意力，导致不敢面对家长及亲戚朋友，不敢大声说话，也不敢凝视，经诊断患有社交性焦虑障碍。 病例二：长期紧张害怕，听见声音就过于担心，睡眠不好，出现心慌等症状，加上询问本人基本病情，诊断为广泛性焦虑障碍。
任务目标	根据病例一、病例二诊断结果分别制订相应的康复方案。
任务要求	请你根据任务情景，通过搜索，完成以下任务。 （1）根据诊断报告为病例一制定合适的训练。 （2）根据诊断报告为病例二制定合适的训练。
任务思考	两个病例诊断为不同焦虑障碍分类，那么治疗方案是否可以出现重叠？
任务实施	（1）病例一康复方案。 （2）病例二康复方案。

项目名称	任务清单内容
任务总结	通过完成上述任务，你学到了哪些知识？
实施人员	
任务点评	

【**做中学　学中做**】请设计一项符合两种病例类型的治疗方法。

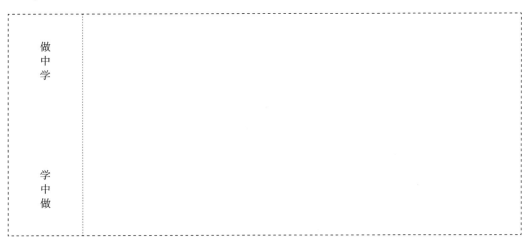

相关知识

一、社交焦虑障碍的康复治疗

（一）治疗目标

1.减轻社交性警觉性增高和焦虑的症状，控制和缓解与社交有关的焦虑综合征。

2.改善患者对自身社交行为的错误认知，如社交中感到自己是被别人讨厌的、不接受的、笨拙的等，纠正这种妨碍患者社交行为的歪曲认知。

3.减轻预期性焦虑。患者常常担心自己在特定的社交场合会出现不可避免的紧张，这种预期性焦虑在慢性的病程中不断地条件化，以致成为一种与特定情境有关的条件性焦虑反应，使病程变得慢性化。

4.减少恐惧性回避行为。对社交情境的恐惧性回避行为是社交焦虑障碍的强化因素，对诱发社交焦虑情境的回避虽然可以暂时缓解焦虑，但这种回避会因此使原有的社交焦虑更加严重和慢性化，阻断这种回避是治疗中很重要的因素。

5.改善和提高患者的社会功能，提高患者的生活质量。

6.维持症状的长期缓解和稳定，减少残留症状和复发。社交焦虑障碍常呈慢性或波动性的病程。即使有所缓解也容易出现症状的反复和保留部分的残留症状。维持患者病情的长期缓解和稳定是重要的治疗目标，可降低社会功能的损害。

（二）治疗原则

1.早期明确诊断。

2.采取药物治疗联合康复治疗的原则。

3.采取全病程治疗原则。

（三）治疗策略

1.早期诊断和早期治疗。

2.选择适宜的治疗场所和治疗方案。首先确定患者有无其他精神疾病的共病，认真评价患者的躯体状况及社会功能。根据患者的临床特征，选择适当的治疗措施。由于社交焦虑障碍是多元因素共存的临床综合征，因此治疗方案选择的最重要原则是因人而异。

3.制订治疗计划。社交焦虑障碍的治疗分为前期治疗和维持治疗。前期治疗（包括认知行为治疗等康复治疗和药物治疗）通常持续8~12周，经过前期治疗后，如果治疗有效，患者应不再出现社交回避。但必须认识到，社交焦虑障碍是一种慢性的需要长期治疗的疾病，因此药物治疗和/或康复治疗应至少维持6个月。症状稳定半年后，可适当减少药物剂量及延长康复治疗间隔时间，间断地将药物调到能维持疗效的低剂量或采用间隔时间足够长的康复治疗。

（四）康复治疗

目前常用的康复治疗方法是认知行为治疗，其中有社交技巧训练、逐步暴露、放松训练、认知转变及一系列的认知行为技术等治疗方法，它们对社交恐惧有较好的疗效。临床上常用的有认知行为小组治疗和社交技巧训练。小组形式的认知行为治疗技术的应用或许是治疗社交恐惧、社交焦虑的最佳心理社会干预方法，有效率一般为45%~70%。因为许多社交恐惧患者在社交场合下会产生认知障碍，如过高估计了他人会对自己的挑剔、过分地关注他人的看法、低估自己的交往能力，以及害怕出现焦虑反应等。

1.认知行为集体治疗（cognitive-behavioral group therapy，CBGT） 根据Heimberg和Juster的工作，社交焦虑障碍患者的认知行为集体治疗较教育支持性集体康复治疗（education and support group therapy，ES）效果好。内容包括：①对社交恐惧认知行为的解释和分析；②定式练习，训练患者学会应用认知重建技术；③在小组集体活动期间，让患者暴露于模拟的害怕性场合中；④在模拟暴露的同时，让患者学会放松和认知应对策略；⑤在治疗间歇期，布置家庭行为作业，即实体暴露练习一些日常境遇；⑥在进行家庭行为作业练习前后，由患者自己掌握应用常规认知重建技术。

2.个别认知行为治疗（cognitive-behavioral single therapy，CBST） 害怕公开场合发言是社交焦虑的主要表现之一，可以用系统脱敏和暴露来治疗，即鼓励焦虑患者在一名支持的听众面前发言或采用录像技术来反馈训练。对于害怕约会、怕见陌生人或参加集体聚会的患者，练习和实践如何约会等技术非常有效。当患者暴露在一些会诱发焦虑的社交场合时，需要练习一些人际交往和沟通的技术。

3.社交技巧训练（social skill training，SST）与自信心训练 社交技巧训练很少单独使用，多用于与认知行为治疗相配合，实质上是一种特殊的行为治疗方法。团体治疗中的部分内容和个别心理治疗相同，但社交技巧训练以团体治疗的方式开展更好，因为在团体中来访者能得到其他小组成员的反馈，能和更多的人相互练习技巧。

戴王磊用集体社交技能训练治疗了226名社交焦虑障碍来访者，并取得了肯定疗效。训练方法为滚动进行，每周1次，每次约3小时，8周为1个疗程，每次12~15人。训练场所分为室内和室外。训练内容包括自我积极语言暗示、双目对视训练、当众演讲和语言训练、外出挂牌暴露训练等。其训练原理为通过室内"全真模拟系统脱敏法"来减轻来访者的焦虑反应，最后通过实践进行暴露，期间配合了部分认知行为治疗。

4.完善自我集体康复治疗（self-improving group psychotherapy，SIGP） 该治疗方式由张伟、吴薇莉和肖融等研究设计。他们认为，社交焦虑障碍患者的认知行为特征是其人格特征的外在表现，核心内容是自我的特征；要保持心理治疗的远期疗效、促进个人整体的完善感及幸福感（well-being），就必须改善及修饰来访者的自我特征，让其悦纳自我；使患者在今后面临新困难、新挑战时拥有健康的应对模式，而不仅限于改善目前在社交场景中所体验到的过度焦虑。

二、广泛性焦虑障碍的康复治疗

1.治疗目标

（1）缓解或消除患者的焦虑障碍状及伴随症状，提高临床显效率和治愈率，最大限度地减少病残率和自杀率。广泛性焦虑障碍往往伴有抑郁及躯体症状，成功治疗的关键是在彻底缓解焦虑障碍症状的同时，有效消除伴随症状，降低复发风险。

（2）恢复患者的社会功能，提高其生存质量，达到真正意义上的痊愈。

（3）预防复发，广泛性焦虑障碍多呈慢性病程（多迁延长达10年之久），易于反复发作。环境因素、心理应激和躯体疾病是广泛性焦虑障碍的常见诱发因素。既往有发作史、家族史、长期失眠、与抑郁症共病、围生期、生活负担重、精神压力大、缺乏社会支持和物质依赖等是复发的高危因素。

2. 治疗原则

（1）综合治疗：根据生物-心理社会医学模式，心理应激因素在本病的发生和发展过程中起着重要作用，药物治疗和康复治疗对广泛性焦虑障碍均有效。初发患者可以根据病情程度及伴随症状情况确定治疗方法，也可在急性发病期兼用药物治疗和康复治疗两种方法，症状缓解后采用一种合适康复方法维持治疗；反复发作或者慢性病程持久者常常需要两者联合治疗。对于轻至中度的焦虑障碍患者，存在明显心理社会因素、药物治疗依从性差或躯体状况不适宜药物治疗（如妊娠）时可优先考虑心理治疗。存在无明确诱因且病程持久、焦虑障碍程度较重，或伴有失眠、药物滥用、与其他精神障碍或躯体疾病共病等情况时，优先考虑药物治疗能够获得更为确切可靠的疗效。综合药物治疗和康复治疗，有助于全面改善患者的预后。

（2）长期治疗：广泛性焦虑障碍是一种慢性化和易复发性疾病，应当采取长期治疗的原则，急性期治疗缓解或消除焦虑障碍症状及伴随症状，长期治疗恢复患者社会功能和预防复发。

（3）个体化治疗：全面考虑患者的年龄特点、躯体状况、既往药物治疗史、有无并发症，因人而异地进行个体化合理治疗。

3. 治疗策略 广泛性焦虑障碍是慢性高复发性疾病，首次发病后至少有50%的患者会有第2次发作，因而倡导全程治疗。全程治疗分为急性期治疗、巩固期治疗和维持期治疗。

（1）急性期治疗：控制症状，尽量达到临床痊愈。

（2）巩固期治疗：至少2~6个月，在此期间患者病情不稳定，复发风险较大。

（3）维持期治疗：广泛性焦虑障碍为慢性高复发性疾病，需要维持治疗至少12个月以防止复发。

4. 康复治疗 广泛性焦虑障碍的康复治疗方法有多种，如支持性治疗、认知行为治疗、行为治疗、森田疗法、精神动力学治疗、人际心理治疗等。有些患者通过自我放松技术和体育锻炼也可以减轻焦虑。最常使用的是支持性疗法、认知行为治疗、生物反馈疗法与精神分析疗法。美国国家精神卫生研究院发现，认知行为治疗和行为治疗两种类型的康复治疗对于治疗广泛性焦虑障碍非常有效。如认知行为治疗主要是教会患者用正面的想法取代引起焦虑的想法，它通常需要进行6~12次为患者设计的课程，课程间隔1周。患者在日记中记录他们的想法和感觉，记录他们感到焦虑的情形和减轻焦虑的行为。认知行为治疗的疗程，门诊一般为15~20次治疗性会谈，每次40~60分钟，持续约12周。住院患者认知行为治疗的方法与门诊不同，虽然也是15~20次治疗性会谈，但为每日1次，故疗程一般为3~4周，出院后再随访3~4个月（每1~2周会谈1次）。

目前推荐用于治疗广泛性焦虑障碍的精神动力学康复治疗主要是短程疗法。这类疗法的共同特点是疗程短，一般每周1次，共10~20次，少数患者可达40次。在治疗结束前一般安排2~3个月的随访，其间逐步拉长会谈见面的间歇期。治疗师的主要任务是通过专业化的技术帮助患者认识其广泛性焦虑障碍的潜意识内容，从而使患者能够自我控制情感症状和异常行为，同时能更好地处理一些应激性境遇。

事实上，广泛性焦虑障碍也都是有对象、有内容的，只不过患者本人不能承认，因为这种对象和内容一般不合逻辑。精神分析疗法会把这种不合逻辑的对象和内容解释为退行到童年时的行为；我们把这种不合逻辑的情绪内容和对象，解释为一种过敏性的、潜意识的、条件性情绪反射。有的经过一两次、三四次临床训练，就会消除掉。

生物反馈治疗是一种借助于电子仪器，让人们能够知道自己身体内部正在发生变化的行为矫治技术。通过生物反馈治疗有助于患者调整和控制自己的心率、血压、胃肠蠕动、肌紧张程度、汗腺活动和脑电波等几乎包括所有身体功能的活动情况，从而改善机体内部各个器官系统的功能状态。生物反馈与松弛训练相结合，可以使人更快、更有效地通过训练学会使用松弛反应来对抗并消除一般的心理、情绪应激症状，矫正对应激的不适宜反应，达到防治疾病的目的。

中医针灸治疗：取百会、上星、内关、神门、足三里、三阴交、太冲穴进行电针治疗，10天为1个疗程，共进行3个疗程。

5.广泛性焦虑障碍康复治疗的注意事项　　首先应根据广泛性焦虑障碍患者的病情严重程度及有关临床资料，确定选用药物治疗还是康复治疗，或者是两者兼用。对于轻度的广泛性焦虑障碍患者可考虑单一使用康复治疗。根据临床经验，以下几种情况比较适合采用康复治疗。

（1）患者自愿首选康复治疗或坚决排斥躯体治疗。

（2）有明显的药物使用禁忌。

（3）有明显的心理社会应激源导致焦虑的证据。一旦确定以康复治疗为主或药物治疗疗效较差改用康复治疗时，治疗师可根据患者的具体情况和自己的专长，选用合适的康复治疗方法。

药物治疗与康复治疗联用是治疗广泛性焦虑障碍的有效措施，其目的在于矫正广泛性焦虑障碍患者普遍存在的心理社会问题。联用的理由是因为这些心理社会问题往往会加剧某些患者的症状，联合治疗可使临床医生有时间与患者发展一种良好的治疗联盟，并对那些加剧广泛性焦虑障碍持续存在的问题进行简要的探究。

对于大多数中至重度患者，建议常规选择康复治疗与药物治疗的联用方案，一些研究发现：①如果联用康复治疗和药物治疗，患者的治疗反应会较完全，而患者有治疗反应的机会可增多；②联合治疗无疑可解决更大范围的功能损害，既能控制症状，又能兼顾处理心理社会功能的缺损；③与单纯药物和一般临床处理相比，联用康复治疗的确可改善某些广泛性焦虑障碍患者的预后。

知识链接

请扫码查看完成任务清单的知识锦囊。

 能量小贴士

《荀子·劝学》中曰："不积跬步，无以至千里；不积小流，无以成江海。"

 知识拓展

焦虑障碍是以经常或持续的、全面的、无明确对象或固定内容的紧张不安及过度焦虑感为特征的神经症。单用药物治疗虽然能够使症状尽快减轻，但是不能根治。为加速患者康复，需综合治疗手段，帮助其恢复健康生活。

一、焦虑障碍患者康复原则

（一）全面评估原则

原则包括躯体疾病及其治疗药物影响焦虑抑郁的严重程度；精神药物治疗的获益与风险；治疗的耐受性、依从性及监测措施。

（二）治疗联盟原则

与患者及其家属进行有效沟通，有助于消除疑虑、缓解紧张、澄清误会、重建信息，良好的治疗联盟是提高治疗依从性、取得疗效的基本保证。

（三）个体化原则和综合治疗原则

针对不同类型的焦虑障碍，根据患者的症状和需求，为其量身定制有效的个体化治疗方案。个体化治疗可以提供更加有效的帮助，有助焦虑障碍患者恢复健康。

二、焦虑障碍患者康复目标

1.促进及维持全身健康状况。

2.可正确认识焦虑障碍的表现和应对方式，恰当的宣泄自己的焦虑情绪，减轻痛苦。

3.帮助患者学习和掌握如何适应生活及工作的技巧。

4.在心理和生理上的舒适感增加。

5.回归、适应及融入社会。

三、康复治疗

（一）认知疗法

认知是情感和行为反应的中介，引起人们情绪和行为问题的原因不是事件本身，而是人们对事件的解释。认知与情感、行为互相联系，互相影响。负性认知与情感、行为障碍互相加强，形成恶性循环，是情感、行为障碍迁延不愈的重要原因。因此，打破恶性循环是治疗心理行为问题的一个关键。情绪障碍患者往往存在大量的认知曲解，这些曲解是患者痛苦的真正原因，一旦认知曲解得到识别和矫正，患者的情绪障碍就会得到迅速地改善。

焦虑障碍的认知治疗，以改变患者不适当的认知理念为治疗目标。主要方法包括：识别引起患者焦虑的认知反应特征（例如，对自身和世界的思考、解释、意义、期望和信念）；引导患者质疑这些认知是否正确，检验其思维和潜在的信念是否符合逻辑或者有无现实依据，常用的方法为询问患者"你这么想的证据是什么？按照你所想的去做有什么效果？有什么样的错误想法？"；通过这样的询问，直到所有潜在的害怕变得明确或者最糟糕的结果得到确定，从而使患者逐渐形成合理且建立在证据基础上的可供选择的观念，并要求患者在日常生活中，只要察觉到自己正在用不合理的信念解释时，就要及时用这些理性信念来替代，从而缓解焦虑。在"捕获"和停止自动负性想法之后，用积极的想法代替它是非常重要的，建议焦虑障碍患者做好一些"积极陈述"的笔记，这样以后在需要的时候可以查阅。

（二）行为疗法

1.模仿疗法　模仿疗法由班杜拉首先倡导，他在试验中观察到，怕狗的儿童在示范者的表率作用下能消除恐惧，敢于逐渐接近狗。但如果没有人示范，尽管你告诉儿童，狗是如何温顺驯良，儿童们依然不敢接近狗。人类很多行为是通过模仿建立起来的，因此可以通过先示范，然后让患者模仿的方式培养和塑造正常行为。

2.系统脱敏疗法　系统脱敏疗法（systematic desensitization）又称交互抑制法，利用这种方法主要是诱导求治者缓慢地暴露出导致神经症焦虑的情境，并通过心理的放松状态来对抗这种焦虑情绪，从而达到消除神经症焦虑习惯的目的。系统脱敏疗法包括3个步骤：学会放松、建立焦虑事件层级、实施脱敏。设计焦虑事件层级表犹如爬楼梯，"一步步地上去"比"一下跳到顶上"要容易得多。因此，在建立层级表前，先确定一个最平静的相关情景或事件，即主观干扰程度（0分），再把个焦虑事件按主观程度由弱到强进行排列，建立起"焦虑事件层级"。脱敏，先从最轻的焦虑事件开始，然后由弱到强，逐级脱敏，直到最严重一级的焦虑事件脱敏成功，这一阶段方可结束。该方法包括想像系统脱敏和现实系统脱敏。

3. 暴露疗法　暴露疗法的作用机制与脱敏疗法刚好相反，是让患者直接面临最恐怖的情景，达到快速消退症状的目的。强迫患者置身于极度恐惧情境后，并未发生更严重的后果，使患者产生后果无害化的认识，突然领悟到"不过如此而已"，故不再惧怕此类情景。恐惧、焦虑障碍症状不可能持续高水平地发展下去，呈现出开始、高峰、下降的规律，最终对最大的恐怖情景不再产生大的反应。

4. 运动疗法　由于焦虑障碍患者常感到疲劳、虚弱及各种各样的躯体症状，患者和家属，甚至部分医护人员认为得了焦虑障碍就要休息静养，避免运动。但绝大多数患者得到了与此相反的效果。越来越多的医生和心理学家认识到运动就像百忧解一样，是我们应对每天生活中各种焦虑形式的简易方法。

针对焦虑障碍患者制订运动方案，需参考患者自身状况进行运动，选择好运动项目，应结合自身的身体条件，有针对性地选择，以便能自觉锻炼，循序渐进，持之以恒；掌握好运动强度，大多数的研究者认为，中等强度的体育运动能取得较大的心理效应。当然，为保证每个锻炼者都能安全有效地锻炼，心率还应根据个人情况进行调整；把握好运动时间，运动时间的长短也会直接影响治疗的效果，大强度锻炼时间要短一些，中等强度一般20~30分钟，小强度锻炼要至少60~90分钟；安排好运动频率，焦虑障碍初期如果时间充足，应每天练习，效果较好，病情稳定后，可每周安排3~5次锻炼，间歇进行，可取得最佳心理效果。

然而每个个体的情况有别，最好同时考虑年龄和身体状况，循序渐进地进行，以便形成良好的心理效应。

5. 音乐疗法　音乐心理治疗路径能促进焦虑障碍患者的人格发展，促使病情疗愈。具体路径如下。

第1~2周，对症治疗。即针对患者的焦虑障碍状，通过同理心音乐让患者体验自己的症状，在音乐氛围中充分扩大患者对症状的体验，同时针对被激活的情绪进行模拟压力情境下的放松。

第3~4周，认知调节。针对患者的负性自动认知，通过同理音乐模拟焦虑，让患者体验、扩大自己的症状后，再引导患者认识自己面对压力的消极应对方式，用音乐模拟寻找可选择的积极应对方式，并获得的积极应对方式再次带回压力情景，用音乐模拟体验新的行为模式，并将这种新的行为模式带回现实中，反复强化练习。

第5~6周，认知重构。采用"音乐意象+音乐语言"方式，让患者在想象中达成语言述说体验，收集引发患者焦虑的心理情结，确定核心情节，让患者在音乐情景中重新体验核心情结，从而让患者重构认知，然后依据患者的需求来选择体验其他的心理情结和认知重构。

第7~10周，摆渡。通过音乐激活、旧梦模拟，让患者放弃旧的消极应对方式，并尝试选择一个具有社会适应性的积极应对方式。为了强化患者的积极应对方式，让患者反复体验、再体验，投射、再投射，尝试、再尝试，充分体验，充分投射，充分尝试新途径，以达到让患者摆渡到彼岸的最终目的。

6.放松疗法　焦虑障碍患者思绪烦乱，并存在大量的躯体症状如疲劳、肌肉紧张等。因此，学习放松身心的方法是焦虑障碍患者重要的康复内容，而且也以证明，放松疗法对广泛性焦虑障碍和急性焦虑障碍发作均是有益的。临床上常用的放松技术有：呼吸放松法、肌肉放松法、想象放松法，还有一些其他方法。

（1）呼吸放松法操作要领：①安静，让心静下来；②用鼻孔慢慢地吸气，想象"气从口腔顺着气管进入到腹部"，腹部随着吸入的气的不断增加，慢慢地鼓起来；③吸足气后，稍微屏息一下，想象"吸入的氧气与血管里的浊气进行交换"；④用口和鼻同时将气从腹中慢慢地自然吐出，腹部慢慢地瘪下去；⑤睁眼，恢复原状。

这种呼吸方式称为腹式呼吸。呼吸放松的特点是见效快。在紧张时，只要进行深呼吸2~3次，就可以起到放松的作用。

（2）肌肉放松法：原理是先让你感受紧张再让你体验松弛。没有紧张感你就很难真正体会松弛感，所以先紧张后放松能使你更充分地享受放松的效果。这种方法迫使你专注于肌肉紧绷与松弛时的不同，从而更加意识到身体的每一个感觉，因此能够起到放松身心、缓解压力的作用。具体方法：使你全身的肌肉逐渐紧张和放松，从手部开始，依次是上肢、肩部、头部、颈部、胸部、腹部、臀部、下肢，直至双足，依次对各组肌群进行先紧张后放松的练习，最后达到全身放松的目的。

（3）想象放松法：主要通过唤起宁静、轻松、舒适情景的想象和体验，来减少紧张、焦虑，控制唤醒水平，引发注意集中的状态，增强内心的愉悦感和自信心。比如，想象自己躺在温暖阳光照射下的沙滩，迎面吹来阵阵微风，海浪有节奏地拍打着岸边；或者想象自己正在树林里散步，小溪流水，鸟语花香，空气清新。

除了以上的方法外，还有一些其他放松方法，比如，闭眼单足站立，笔直地端坐或朝墙站直，离墙60cm，用双手抵墙，身体与墙形成三角，然后全身用力推墙；起来后，伸个懒腰，使尽全力双臂伸向天空，用右手抓住左胳膊时，全身慢慢向右伸，直到肌肉感觉舒服为止，然后换左手。挺肚子，身体慢慢向后倾，头稍稍后仰，双臂肌肉放松，深吸一口气，用双臂紧紧地抱住自己，然后突然用嘴呼气，挥动双臂，像要飞翔一样。这个操重复做3~4次。

任务总结

　　焦虑障碍是一种以焦虑情绪为主要表现的神经症，包括急性焦虑和慢性焦虑两种，常伴有头晕、胸闷、心悸、呼吸困难、口干、尿频、出汗、震颤和运动性不安等。焦虑并非实际威胁所引起，其紧张程度与现实情况很不相称。焦虑障碍康复常用方法有药物治疗、运动疗法、音乐疗法、放松疗法、认知疗法、心理疗法等，其预后效果很大程度上与个体素质有关，处理得当大多数患者能在数周内好转。发病前有特殊个性或生活事件频发者，预后效果较差。

扫码查看知识测试与能力训练

项目五　儿童孤独症康复

学习目标

知识目标：掌握儿童孤独症的概念、评定方法、评定内容及治疗方法；熟悉儿童孤独症的临床表现；了解儿童孤独症的病因。

能力目标：能够根据患者病情选择适宜的评定方法；能够评定方法对患者进行详细评定；能够根据评定结果制订康复方案，并进行具体操作。

素质目标：通过课程各项目的学习、网络课程的辅助，培养学生自主学习的能力；培养学生富有爱心、耐心、同情心和责任心，以及良好的人际沟通能力；培养学生坚持原则、爱岗敬业的职业素养。

任务一　认知儿童孤独症

任务清单

项目名称	任务清单内容
任务情景	儿童孤独症通常起病于3岁之前，是一种严重的、影响终身的神经发育障碍，它由多种因素引起的以社交交往障碍、交流、兴趣范围狭窄及刻板重复的行为方式为基础临床特征的一组复杂的行为综合征。2~5岁是孤独症行为最为明显的阶段。
任务目标	认知儿童孤独症，掌握儿童孤独症的临床表现特点。
任务要求	请你根据任务情景，通过网络搜索，完成以下任务。 （1）了解儿童孤独症。 （2）掌握儿童孤独症的临床表现。
任务实施	（1）何为儿童孤独症？ （2）儿童孤独症的临床表现。

项目名称	任务清单内容
任务总结	通过完成上述任务，你学到了哪些知识？
实施人员	
任务点评	

【做中学　学中做】请归纳总结儿童孤独症患者具体临床表现，填写表5–1。

表5–1　儿童孤独症患者临床表现

临床表现	具体表现

相关知识

儿童孤独症（childhood autism）过去称为婴儿孤独症。分类学上目前归于心理发育障碍范畴，称为广泛性发育障碍。自1943年科纳（Kanner）首次描述孤独症以来，有关孤独症的研究已经发展了70多年。

儿童孤独症通常起病于3岁之前，是一种严重的、影响终身的神经发育障碍，它是由多种因素引起的以社交交往障碍、交流、兴趣范围狭窄及刻板重复的行为方式为基础临床特征的一组复杂的行为综合征。2~5岁是孤独症行为最为明显的阶段。

临床表现

在生命初期不能通过正常方式与他人和周围环境建立联系，只要有可能，他们就不理会、忽略或阻隔外界的影响。

（一）社会交往障得

孤独症的核心症状是社会交往障碍，孤独症患儿不能进行社会交往，对社会、熟人和陌生人不加区别地表现出冷漠。他们非常被动，能够接受社交性的亲近，但不会主动开始这种社会互动。孤独症患儿对同龄人没有任何兴趣，自己的兄弟姐妹也不例外，对父母或其他亲人缺乏依恋感，往往对某些物品产生依恋，如某个玩具或一些奇怪的东西。

1.**缺乏社交凝视、微笑、依恋**　缺乏眼对眼的凝视，目光不对视对方甚至回避对方，目光总飘移不定，看人时眯着眼、斜视或用余光；正常儿童出生后4~6周对人的笑脸会做出反应，而孤独症患儿对人脸缺乏兴趣，更多地注视无生命的小物品，极少以笑来回应人；6个月婴儿对亲人形成依赖，面对亲人的离开会伤心、尖叫、大哭，孤独症患儿则没有反应，也不要求抱，没有亲昵行为。

2.**交会性注意障碍**　对周围人、事、物注意的协调分配，正常儿童会调整注视点，并和成人的注意力会聚在同一个注意对象上，其实质是和成人共享周围信息，即相依性认知。孤独症患儿则无法完成上述行为。

3.**不能进行正常游戏**　正常儿童1~2岁为练习性游戏，1岁半出现象征性游戏，而孤独症儿童停留在练习阶段，他们对合作性游戏缺乏兴趣，往往拒绝玩集体游戏，不懂规则，不能融入其中。

4.**不能遵守社会规则**　孤独症患儿没有规则意识，随心所欲，过马路时没有交通规则，旁若无人穿过。不遵守课堂纪律，上课时大喊大叫，我行我素。

5.**不能建立伙伴关系**　孤独症患儿从不主动找小朋友玩，总喜欢单独活动，对别人的邀请置若罔闻。18个月时还不能表示出需要、用视线来表达信息、进行想象性游戏，需要进行观察、咨询以排除孤独症。

（二）语言发育障碍

1.语言表达障碍　25%~50%的患儿可能终身失语或只能够说有限字词。言语刻板、重复及模仿，十分机械，不会用自己的言语进行交流。

2.语言理解障碍　不能同时执行两个以上方位的指令，难以理解一些微妙的语言，如幽默语。

3.缺乏实际意义语言交流　不能正确的运用语言进行需求表达。

4.自语乱语　常常自言自语，声音一般不高，见人时也可能不停止，言语使他人听不懂或听不清。

5.非言语交流障碍　手势、姿势发展延迟或缺乏，很少用"点头或摇头"来表达自己的需求。

（三）兴趣和行为异常

孤独症患儿兴趣狭窄和异常，往往对无生命的物品特别感兴趣，不允许他人改变事物的固定模式。他们不能够在已有经验的基础上进行创造性思考，常常重复刻板的动作，如来回踱步、拍手、转圈或摆弄玩具等。在行为方面，孤独症患儿常有攻击性行为，包括自伤和攻击他人。模仿他人动作是与生俱来的一种能力，对孤独症患儿来说，通常是滞后的，有些病情严重的患儿一辈子也不会模仿。

（四）智力和认知功能障得

25%的孤独症患儿智力水平正常（IQ＞70），25%的患儿出现轻度智力障碍（IQ 50~70），50%的患儿存在中至重度智力障碍（IQ＜50）。但极少数患儿智力发育呈"岛状"成熟现象，对音乐、绘画、计算、推算日期、背诵和机械记忆等有超常能力，被称为"白痴天才"。在认知功能方面，患儿存在注意力过于分散，对某些刺激过于敏感，而对其他刺激则又反应迟钝；缺乏想象力，存在语言认知障碍，只能理解他们熟悉的物品名称或简单指令。

（五）感知觉障碍

孤独症患儿对特殊的感觉刺激反应异常，有时对触觉、痛觉、声和光等感觉过敏，有时又特别迟钝。

 知识链接

请扫码查看完成任务清单的知识锦囊。

能量小贴士

子曰："默而识之，学而不厌，诲人不倦，何有于我哉？"

——《论语》

 知识拓展

一、儿童孤独症流行病学

根据北美、欧洲和亚洲学者的流行病学研究，估计孤独症儿童患病率为0.02%~0.13%。到目前为止，世界各国对儿童孤独症的患病率报道大致每万名儿童2~13人。

报道显示儿童孤独症存在男女差别，多数报道男女比为（4∶1）~（5∶1），我国报道为（6.5∶1）~（9∶1）。也有证据表明本病对女孩的影响较为严重，且有认知障碍家族史者较多。性别差异在正常IQ的儿童孤独症中最为明显。但是，在极重度智力低下的孤独症患者中，男女比例相近。

二、儿童孤独症病因及发病机制

儿童孤独症发生的病因至今不明，国外不少学者从家庭特征、社会心理、生理解剖、生物化学、遗传等诸方面进行了广泛研究，但均无肯定结果。目前对该病病因的研究主要集中在以下几个方面。

（一）社会心理因素

儿童生长发育和成长的家庭及社会环境等因素都会影响儿童的言语、社会技能的获得和发展。不良的家庭环境，如父母不和、分居、离异，以及教养方式不当，如过分保护、溺爱、惩罚及母爱剥夺等都会使情绪和行为障碍发生明显增加，使儿童孤独症患儿的沟通与交往障碍更加突出，也是患儿预后的不利因素。早先认为儿童孤独症患儿的父母多为享受高等教育者，经济条件好，从事科技、行政、工商企业、教师等方面的职业，但此说法尚无足够证据。现代研究认为，这可能与父母的知识水平较高、经济条件好，能较早识别患儿的问题，并能及时求医有关。

（二）生物学因素

孤独症患儿脑电图异常者较多。综合各研究报道，异常率为10%~83%，大多数表现为广泛性异常，常表现为慢波增多，无特殊性。2001年，舒明跃研究发现儿童孤独症患儿存在局部脑血流灌注和细胞功能障碍，主要集中在额叶、颞叶的皮质，以及左侧额叶。孤独症患儿在临床上表现出的认知、言语和情感障碍在大体解剖的功能定位上是一致的，其病理意义及诊疗价值值得进一步探讨。

（三）生化因素

5-羟色胺系统异常是解释儿童孤独症病因的主要神经生化假说之一。过去不少研究一致提出约1/3的孤独症患儿有高5-羟色胺血症，但有些重度精神发育迟缓患儿也存在这种现象，故缺乏特异性。

（四）遗传因素

有研究发现，精神病患者家中孤独症患儿较一般家庭多。有学者证实，单卵孪生子的同病率高于双卵孪生子，说明部分患儿有遗传倾向，但也有同病率均较低的报道，因此遗传学根据也不充分。

（五）围生期因素

在围生期内，胎儿宫内窒息、婴儿出生窒息和新生儿在出生7天内出现一些疾病都有可能造成儿童智力障碍。另外，在新生儿出生时，由于孕妇难产、婴儿受到脐带影响的缺氧、缺血，也可能造成儿童今后的智力问题。而新生儿刚刚出生的几天里患脑膜炎等其他脑部疾病，或是营养性疾病，都有可能造成智力障碍。

此外，还有报道产妇异常分娩及儿童的父母一方有精神病病史，也会增加儿童患孤独症的发病风险。

任务总结

儿童孤独症又称自闭症，是一种严重的广泛神经系统发育障碍性疾病，患儿以认知、情感障碍为主要临床表现，大多数患儿生活不能自理，预后较差，给患儿家庭和社会带来沉重负担。随着社会的发展，人们对孤独症儿童的关爱程度逐渐提升，诊断与康复效果也得到了很大程度的进步。

任务二　儿童孤独症康复评定

任务清单

项目名称	任务清单内容
任务情景	病例一：患儿，女，3岁9个月，至今无法上幼儿园，外表看似可爱，但眼神异常冰冷。家长主诉孩子顺产，1岁之前很安静，不像别的孩子一样吵闹，大家都夸她很乖，但这时孩子与别人家的不同，别的孩子如果离开了家长的怀抱或妈妈在离开后返回家时，会伸手让妈妈抱，可是自己家的孩子从来不会主动索求拥抱，目光不愿意与人交流。1岁后妈妈上班，由外婆来照顾孩子，但孩子只会发出"啊啊"的声音，一开始以为言语发育迟缓，但2岁多依旧不爱说话，3岁时送往幼儿园，与其他孩子的反差一下子就变得更清晰了，孩子不与其他同学一起玩耍，喜欢自己一个人，但是对声音、光线等比较敏感。幼儿园教师怀疑孩子可能患有孤独症，妈妈这才引起重视，带孩子来我院寻求帮助。 病例二：患儿，男，7岁。因行为怪癖、智力低下来我院门诊就诊，病史由母代诉。患儿自幼十分孤僻，从小对亲人不亲，家中来人不主动欢迎，不理睬也不躲避，入园后对老师和其他小朋友也从不理睬，父母和老师有意安排他与其他孩子玩耍，他总是一个人坐在那里玩手中的纸片或手帕，从不参加集体游戏，再三强迫他与别人玩耍，则会发脾气、打人。从不喊人，偶尔会喊声"妈"，从未喊过"爸爸"，家长跟其说话不理解，也不能执行父母的指令。有时一个人在房间里走来走去，有时突然无故发脾气，双足在地上，口中骂人或念念有词。一个人从不外出。
任务目标	掌握不同症状孤独症儿童的评估工具。
任务要求	请你根据任务情景，通过网络搜索，学习孤独症患儿常用的评估工具。
任务思考	（1）孤独症患儿常用的评估工具有哪些？ （2）孤独症患儿常用的评估工具的区别。
任务实施	（1）病例一用到哪些评估工具及使用方法？ （2）病例二用到哪些评估工具及使用方法？

项目名称	任务清单内容
任务总结	通过完成上述任务，你学到了哪些知识或技能？
实施人员	
任务点评	

【做中学 学中做】请归纳总结儿童孤独症评估工具使用，填写表5-2。

表5-2 儿童孤独症评估工具

评估工具	具体使用方法

相关知识

随着全球对儿童孤独症的关注度越来越高，科学有效的评估工具的研制及应用尤为重要。评估工具有利于医务人员早期发现儿童孤独症，为早期诊断和治疗提供可能。常用评估工具如下。

一、儿童孤独症诊断标准

本诊断标准为美国1994年精神障碍诊断统计手册第4版内容，包括三大项目共17条，在3个项目中符合6条，且其中在第1项符合至少2条，在第2项和第3项中至少符合1条诊断为儿童孤独症。具体内容见表5-3。

表5-3　儿童孤独症诊断标准

1.在人际交往方面　孤独症患儿可出现以下情况 （1）对集体游戏缺乏兴趣，孤独，不能对集体的欢乐产生共鸣 （2）缺乏与他人进行交往的技巧，不能以适合其智龄的方式与同龄人建立伙伴关系，如仅以拉人、推人、搂抱作为与同伴的交往方式 （3）自娱自乐，与周围环境缺少交往，缺乏相应的观察和应有的情感反应（包括对父母的存在与否也无相应反应） （4）不会恰当地运用眼对眼的注视，以及用面部表情、手势、姿势与他人交流 （5）不会做扮演性游戏和模仿社会的游戏（比如不会玩"过家家"等） （6）当身体不适或不愉快时，不会寻求同情和安慰；对别人的身体不适或不愉快也不会表示关心和安慰
2.在言语交流和语言运用功能方面　孤独症患儿可有以下表现 （1）口语发育延迟或不会使用语言表达，也不会用手势、模仿等与他人沟通 （2）语言理解能力明显受损，常听不懂指令，不会表达自己的需要和痛苦，很少提问，对别人的话也缺乏反应 （3）学习语言有困难，但常有无意义的模仿言语或反响式言语，应用代词混乱 （4）经常重复使用与环境无关的言词，或不时发出怪声 （5）有言语能力的患儿不能主动与人交谈、维持交谈及应对简单 （6）言语的声调、重音、速度、节奏等方面异常，比如说话缺乏抑扬顿挫，言语刻板
3.在兴趣狭窄和活动刻板方面　孤独症患儿通常有以下表现 （1）兴趣局限，常专注于某种或多种模式，如旋转的电扇、固定的乐曲、广告词、天气预报等 （2）活动过度、来回踱步、奔跑、转圈等 （3）拒绝改变刻板重复的动作或姿势，否则会出现明显的烦躁和不安 （4）过分依恋某些气味、物品或玩具的一部分，如特殊的气味、一张纸片、光滑的衣料、汽车玩具的轮子等，并从中得到满足 （5）强迫性地固着于特殊而无用的常规性或仪式性动作或活动

二、儿童孤独症评定量表（CARS）

CARS是一个具有诊断意义的经标准化了的量表，是由E.Schopler、R.J.Reichler和B.R.Renner于1980年所编制。CARS是目前最广泛使用的儿童孤独症测试量表之一，适用于2岁以上儿童。CARS包括15项内容，每一项目都有附加说明，指出检查要点，让评定者有统一的观察重点与操作方法。量表按1、2、3、4分共4级评分标准，每一级评分都要具体的描述性说明（表5-4）。

表5-4　儿童孤独症评定量表

项目	评价内容	记分
人际关系	与年龄相当：与年龄相符的害羞、自卫及表示不同意或家人诉说的或观察到的一些轻微的害羞、烦躁、困扰，但与同龄孩子相比程度并不严重	1
	轻度异常：缺乏一些眼光接触，不愿意、回避、过分害羞，对检查者反应有轻度缺陷，有时过度依赖父母	2
	中度异常：有时儿童表现出孤独、冷漠，引起儿童注意要花费较长时间和较大的努力，极少主动接触他人，常回避人，要使劲打扰他才能得到反应	3
	严重异常：强烈地回避，总是显得孤独、冷漠，毫不理会成年人的所作所为，儿童对检查者很少有反应，只有检查者强烈地干扰，才能产生反应	4
模仿（词和动作）	与年龄相当：与年龄相符的模仿	1
	轻度异常：儿童在大多数时间内能模仿简单的行为，偶尔在督促下或延迟一会儿能模仿	2
	中度异常：儿童在部分时间能模仿，但常在检查者极大地要求下才模仿	3
	严重异常：很少用语言或运动模仿别人	4
情感反应	与年龄相当：与年龄、情境相适应的情感反应（愉快、不愉快）和兴趣，通过面部表情、姿势的变化来表达	1
	轻度异常：儿童偶尔表现出某种不恰当的情绪类型和程度，有时反应与客观环境或事物毫无联系	2
	中度异常：儿童有不适当的情感示意，反应相当受限或过分，或往往与刺激无关	3
	严重异常：儿童有对环境极少有情绪反应，或反应极不恰当	4
躯体运动能力	与年龄相当：与年龄相适应的利用和意识	1
	轻度异常：可见一些轻微异常，诸如笨拙、重复动作、协调性差等情况	2
	中度异常：有中度特殊的手指或身体姿势功能失调的征象，摇动旋转，手指摆动，用足尖行走	3
	严重异常：出现于3分的一些异常运动，但强度更高、频率更多，即使受到别人制止，或儿童在从事另外的活动时均持续出现	4
与非生命物体的关系	与年龄相当：适合年龄的兴趣运用和探索	1
	轻度异常：轻度的对东西缺乏兴趣或不适当地使用物体，像婴儿一样咬东西，猛敲东西，或者迷恋于物体发出的"吱吱"叫声或不停地开灯、关灯	2
	中度异常：对多数物体缺乏兴趣或表现有些特别，如重复转动某件物体，反复用手指尖捏起东西，旋转轮子或对某部分着迷，这些行为可部分或暂时地纠正	3
	严重异常：严重的对物体的不适当的兴趣、使用和探究，如上述发生的情况频繁地发生，很难转移其注意力	4

续表

项目	评价内容	记分
对环境变化适应	与年龄相当：对环境改变产生与年龄相适应的反应	1
	轻度异常：对环境改变产生某些改变，倾向维持某一物体活动或坚持相同的反应形式，但很快能改变过来	2
	中度异常：儿童拒绝改变日常程序，对环境改变出现烦躁、沮丧的征象，当干扰他时很难被吸引过来	3
	严重异常：对改变产生严重的反应，假如坚持把环境的变化强加给他，该儿童可能会生气或极不合作，以暴怒作为反应	4
视觉反应	与年龄相当：适合年龄的视觉反应，可与其他感觉系统反应整合	1
	轻度异常：有时必须提醒儿童去注意物体，有时全神贯注于"镜像"，有时回避眼光接触，有时凝视空间，有时着迷于灯光	2
	中度异常：经常要提醒他正在干什么，喜欢观看光亮的物体，即使强迫他也只有很少的眼光接触，盯着看人或凝视空间	3
	严重异常：对物体和人存在广泛严重的视觉回避，也可能表现出上述描述的特异性视觉模式，着迷于使用"余光"	4
听觉反应	与年龄相当：适合年龄的听觉反应	1
	轻度异常：对听觉刺激或某些特殊声音缺乏一些反应，反应可能延迟，有时必须重复声音刺激，有时对大的声音敏感或对此声音分心，有时会被无关的声音搞得心烦意乱	2
	中度异常：对声音的反应常出现变化，往往必须重复数次刺激才产生反应，或对某些声音敏感（如很容易受惊、捂耳朵等）	3
	严重异常：对声音全面回避，对声音类型不加注意或极度敏感	4
近处感觉反应	与年龄相当：对疼痛产生适当强度的反应，正常触觉和嗅觉	1
	轻度异常：儿童可能不停地将一些东西塞入口中，也许一次又一次地嗅、舔不能吃的东西，对捏或其他轻微痛刺激出现忽视或过度反应	2
	中度异常：儿童可能比较迷恋触、嗅、舔物品或人。对痛觉也表现出一定程度的异常反应，过度敏感或迟钝	3
	严重异常：儿童迷恋嗅、舔物品，而很少用正常的方式去感觉、探索物品，对痛觉可能过分敏感或迟钝	4
焦虑反应	与年龄相当：对情境产生与年龄相适应的反应，并且反应无延长	1
	轻度异常：轻度焦虑反应	2
	中度异常：中度焦虑反应	3
	严重异常：严重的焦虑反应，儿童在会见的一段时间内可能不能坐下，或很害怕，或退缩，且安抚他们是极端困难的，有时又会不辨危险	4

续表

项目	评价内容	记分
语言交流	与年龄相当：适合年龄的语言	1
	轻度异常：语言迟钝，多数语言有意义，但有一点模仿语言或代词错用	2
	中度异常：缺乏语言，或有意义的语言与不适当的语言相混淆（模仿言语或莫名其妙的话）	3
	严重异常：不能应用有意义的语言，而且儿童可能出现幼稚性尖叫或怪异的、动物样声音，或者是类似言语的噪声	4
非语言交流	与年龄相当：与年龄相符的非语言性交流	1
	轻度异常：非语言交流迟钝，交往仅为简单的或含糊的反应，如指出或去取他想要的东西	2
	中度异常：缺乏非语言交往，不会利用非语言交往，或不会对非语言交往作出反应，也许拉着成年人的手走向自己所想要的东西，但不能用姿势来表明自己的愿望，或不能用手指向要的东西	3
	严重异常：特别古怪和不可理解的非语言交往	4
活动水平	与年龄相当：指出活动水平，不多动也不少动	1
	轻度异常：轻度不安静，或有轻度活动缓慢，但一般可控制	2
	中度异常：活动相当多，并且控制其活动量有困难，或者相当不活动或运动缓慢，检查者很频繁地控制或以极大努力才能得到反应	3
	严重异常：极不正常的活动水平要么是不停止，要么是冷淡的，对任何事件很难有反应，差不多不断地需要成年人控制	4
智力功能	与年龄相当：正常智力功能，无迟钝的证据	1
	轻度异常：轻度智力低下，技能低下表现在各个领域	2
	中度异常：中度智力低下，某些技能明显迟钝，其他的接近年龄水平	3
	严重异常：智力功能严重障碍，某些技能表现迟钝，另外一些在年龄水平以上或不寻常	4
总的印象	与年龄相当：不是孤独症	1
	轻度异常：轻微或轻度的孤独症	2
	中度异常：孤独症的中度征象	3
	严重异常：非常多的孤独症征象	4

注：评分标准：总分低于30分，无孤独症；31~60分，有孤独症。其中，31~37分，轻至中度孤独症；38~60分，重度孤独症。可有1.5、2.5等分数。介于1和2之间的症状评为1.5分，以此类推。

三、儿童孤独症行为检查量表（ABC）

本量表由Krug于1978年编制，量表中列出了57项孤独症儿童的行为特征，包括感觉能力（S）、交往能力（R）、运动能力（B）、语言能力（L）和自我照顾能力（S）5个方面。每项的评分按其在量表中符合情况分别给予1、2、3、4分，总分158分（表5-5）。

要求评定者与儿童至少共同生活2~6周，填写者与儿童生活至少半年以上的教师。评分时，对每一项做出"是"与"否"的判断，"是"评记"√"符号，"否"不打号。把"是"的项目合计累分，总分≥31分为孤独症筛查界限分；总分＞57分为疑诊，＞67分为确诊。该量表信度、效度均较高，阳性符合率高达85%。比其他精神疾病的鉴别能力强，问卷数量适中，评定时间为10~15分钟。

表5-5 儿童孤独症行为检查量表

项目	分数
1.喜欢长时间自身旋转	4
2.学会做一件简单的事，但很快就忘记	2
3.经常没有接触环境或进行交往的要求	4
4.往往不能接受简单的指令（如坐下、过来等）	1
5.不会玩玩具（如没完没了地转动、乱扔、揉等）	2
6.视觉辨别能力差（如对一种物体的特征、大小、颜色、位置等辨别能力差）	2
7.无交往性微笑（即不会与人点头、招呼、微笑）	2
8.代词运用颠倒或混乱（你、我分不清）	3
9.长时间总拿着某种东西	3
10.似乎不在听人说话，以至于让人怀疑他有听力问题	3
11.说话不合音调、无节奏	4
12.长时间摇摆身体	4
13.要去拿什么东西，但又不是身体所能达到的地方（即对自身与物体的距离估计不足）	2
14.对环境和日常生活规律的改变产生强烈反应	3
15.当与其他人在一起时，呼唤他的名字，没有反应	2
16.经常做出前冲、旋转、足尖行走、手指轻掐轻弹等动作	4
17.对其他人的面部表情没有反应	3
18.说话时很少用"是"或"我"等词	2
19.有某一方面的特殊能力，似乎与智力低下不相符合	4

续表

项目	分数
20.不能执行简单的含有介词语句的指令（如把球放在盒子上或放在盒子里）	1
21.有时对很大的声音不产生吃惊反应（可能让人想到他是聋子）	3
22.经常拍打手	4
23.大发脾气或经常发点脾气	3
24.主动回避与别人的眼光接触	4
25.拒绝别人的接触或拥抱	4
26.有时对很痛苦的刺激如摔伤、割破或注射不引起反应	3
27.身体表现很僵硬、很难抱住	3
28.当抱着他时，感到他的肌肉松弛（即使他不紧贴抱他的人）	2
29.以姿势、手势表示所渴望得到的东西（而不倾向于语言表示）	2
30.常用足尖走路	2
31.用咬人、撞人、踢人等行为伤害他人	2
32.不断地重复短句	3
33.游戏时不模仿其他儿童	3
34.当强光直接照射眼睛时常常不眨眼	1
35.以撞头、咬手等行为自伤	2
36.想要什么东西不能等待（一想要什么，就马上要得到）	2
37.不能指出5个以上物体的名称	1
38.不能发展任何友谊（不会和小朋友来往交朋友）	4
39.有许多声音的时候，常常捂着耳朵	4
40.经常旋转碰撞物体	4
41.在训练大小便方面有困难（不会控制大小便）	1
42.一天只能提出5个以内的要求	2
43.经常受到惊吓或非常焦虑不安	3
44.在正常光线下斜眼、闭眼、皱眉	3
45.不是经常被帮助的话，不会自己穿衣服	1
46.一遍遍重复一些声音或词	3
47.瞪着眼睛看人，好像要看穿似的	4

续表

项目	分数
48.重复别人的问话或回答	4
49.经常不能意识所处的环境，并且可能对危险的环境不在意	2
50.特别喜欢摆弄、着迷于单调的东西或游戏、活动等（如来回地走或跑，没完没了地蹦、跳、拍、敲）	4
51.对周围东西喜欢嗅、摸或尝	3
52.对生人常无视觉反应（对来人不看）	3
53.纠缠在一些复杂的仪式行为上，就像缠在魔圈里（如走路要走一定的路线，饭前或做什么事前一定要把什么东西摆在什么位置，或做什么动作，否则就不睡不吃）	4
54.经常毁坏东西（如玩具、家里的一切用具很快就给弄坏了）	2
55.在2岁以前就发现孩子发育延迟	1
56.在日常生活中至少用15个但不超过30个短句进行交往（不超过15句也画"√"）	3
57.长时间疑视一个地方（呆呆地看一处）	4

四、克氏孤独症行为量表（表5-6）

表5-6 克氏孤独症行为量表

行为表现	从不	偶尔	经常
1.不易与别人混在一起玩			
2.听而不闻，像是聋子			
3.教他学什么，他强烈反对，如拒绝模仿说话或动作			
4.不顾危险			
5.不能接受日常习惯的变化			
6.以手势表达需要			
7.莫名其妙地笑			
8.不喜欢被人拥抱			
9.不停地动、坐不住，活动量过大			
10.不望向对方的脸，避免视线接触			
11.过度偏爱某些物品			
12.喜欢旋转的东西			

续表

行为表现	从不	偶尔	经常
13.反复怪异的动作或玩耍			
14.对周围漠不关心			

注："从不"，指此行为从未有过；"偶尔"，指此行为有时出现，但频率不高（每周几次）；"经常"，指此行为几乎每天出现，引人注目。

用表说明：

（1）用于孤独症儿童的筛查。

（2）由14项组成，行为出现频率分为"从不""偶尔"和"经常"3级，分别评分为"0""1""2"分。

（3）累计分数≥14分且"从不"≤3项，"经常"≥6项者，可能为孤独症，分数越高，则可能性越大。

（4）该表灵敏度高，但特异度不高（即易发现，但又不准确）。

CABS量表与ABC量表同时关注到了儿童孤独症的核心症状——社会交往障碍。因此，两个量表侧重于自闭症儿童的行为、社交等方面。ABC量表与CABS量表均具有使用方便，耗时短，不受场地限制的优点。

 知识链接

请扫码查看完成任务清单的知识锦囊。

 能量小贴士

子曰："敏而好学，不耻下问。"

——《论语》

 知识拓展

一、国外儿童孤独症评估工具

西方国家对孤独症有较早的关注和研究，在评估工具的研制和应用方面也相对成熟。由于研究方向的侧重点不同，测量工具的形式和特点较为多样化。目前，结构完整且使用广泛的孤独症评估工具主要包括以下几项。

（一）孤独症行为量表（ABC）

1978年由美国Krug提出，该量表以问卷形式涉及感觉能力、交往能力、躯体运动、语言、生活自理5个维度，共57个条目，采用4点评分法进行评估。通过各项累计得出总分，筛查分界线为53分，诊断分为67分及以上。该筛查方法通过5项易获取资料对儿童进行评估，评估过程安全、快捷、方便、经济。目前，ABC量表为孤独症较早的筛查工具之一，主要适用于18个月以上的儿童。通过父母及监护人填写量表可较早发现儿童社交行为、语言、自理能力等异常，从而及时诊治，以提高儿童的预后和生活质量，该量表在国内外使用较为普遍，而中国在1989年引进，主要在基层医院与儿童保健机构应用较多。

（二）克氏孤独症行为量表（CABS）

由美国Clancy等学者于1969年编制，适用于2~4岁儿童，为全球孤独症早期筛查诊断工具之一。该量表包括14项条目，由家长填写，条目行为存在记1分，不存在则记0分，7分为诊断分界线。CABS量表与ABC量表同时关注到了孤独症儿童的核心症状——社会交往障碍。因此，两个量表侧重于自闭症儿童的行为、社交等方面。ABC量表与CABS量表均具有使用方便，耗时短，不受场地限制的优点。2017年我国朱莎等学者将两者进行比较，发现ABC量表诊断孤独症个体的价值稍高于CABS量表，但CABS量表条目少，耗时更短，因此当筛查对象多时，可用于快速评估。在1983年，我国台湾学者谢清芬等对其进行修订，采用3点评分法，将每一项的评分从"是（1分）""否（0分）"改为从不（0分）、偶尔（1分）、经常（2分）进行评估，以14分作为诊断分。目前，国内使用的CABS量表大多为修订版量表。

（三）孤独症诊断访谈问卷修订版（ADI-R）

由Saemundsen等于20世纪80年代编制，是欧美国家认定为诊断孤独症的"金标准"之一。该问卷通过有专业执照的人员对儿童抚养人进行半结构式的回顾式询问，对儿童的社会交往、语言沟通、刻板行为及兴趣3个维度进行评估。多项研究表明该问卷的信效度较好，与其他评估工具的评估结果相符。目前，ADI-R在国外使用广泛，尤其在科研领域应用较多，国内学者也将ADI-R进行引进和汉化。但由于国情和文化的不同，对于ADI-R中的刻板兴趣以及奇怪行为等项目会存在理解差异，有待进一步文化调适以修正。另外，ADI-R的评估操作要求专业人员进行，需具备较高的专业知识和从业技能，因此，其在国内的应用范围受到一定的限制。

（四）交往和交流障碍诊断访谈量表（DISCO）

该量表以300多道题目组成，涵盖范围广，涉及了患儿的家族史、不同年龄阶段的奇特行为、发展技能、刻板重复活动、情绪等问题。DISCO和ADI-R的资料收集方式相同，均通过专业人员以访谈的形式对家长或患儿照顾者进行询问，耗时较长，通常需要2~4小时。DISCO将收集的资料以立体的形式展现，为临床后期治疗打下基础。该量表经多次修改，翻译成多国语言应用于国外多地区的调查研究，结果均表明其具有较好的信效度，但目前我国还尚未有使用。

（五）孤独症诊断观察量表（ADOS）

该量表由专业人员测定，内容分成4个模块。4个模块以年龄及其相应语言发展水平进行分块，模块1主要针对未掌握短语的水平，但有语言能力的儿童。模块2则是适于已有短语能力但话语却不流畅的儿童，模块3是与4岁儿童语言水平相等，模块4在模块3的基础上还要进行一定的游戏活动。观察者选择适合的模块后通过模块内的活动与材料在30~45分钟内给予可能患有孤独症的儿童进行评定。观察的主要内容为儿童的语言交流方式和社交方式。该量表修订版可适用于16个月龄及以上的儿童。ADOS与ADI-R均被认为是孤独症诊断的"金标准"，因此广泛应用于流行病学与科研工作中。

二、国内儿童孤独症评估工具

目前，我国对孤独症的关注度越来越高，但国内针对与孤独症儿童的文献更多地是有关于教育与康复等方面。在孤独症儿童评估量表方面，国内尚未有统一权威的自创量表，多使用国外引用汉化的量表，国内学者也有努力尝试进行编制，但应用范围相对有限。根据现有情况，国内孤独症的常用量表有中文版孤独症行为量表、中文版儿童期孤独症评定量表、婴幼儿孤独症筛查量表（CHAT—23）、中文版克氏孤独症行为量表、孤独症筛查量表等。

任务总结

目前尚未有诊断性意义的辅助检查，各国对孤独症的筛查和评估仍然是以量表和问卷测量为主。众多评估工具，多以3种测量方式进行评估，第1种为父母或抚养人进行填写问卷，如ABC、CABS、SRS量表。第2种以专业人员测评为主，如ADI-R、DISCO、ADOS、CARS量表。而PEP、CHAT量表则是两者的结合。从适用年龄来看大部分量表适合评估2岁以上的儿童，而ADOS和CHAT均可用于16月龄以上的儿童。从量表维度结构来看，大多是根据孤独症患儿的典型表现和核心症状来划分，但每个量表均有不同的侧重点。ABC、CABS量表侧重关注行为、社交方面；CARS、DISCO量表还额外关注患儿的情绪；CARS量表则侧重于智力方面的观测。因此，在临床工作实践中，应根据具体情况选择合适评估工具。

任务三　儿童孤独症康复治疗

任务清单

项目名称	任务清单内容
任务情景	经过专业机构诊断病例一、病例二均患有儿童孤独症，各自诊断结果如下。 病例一： （1）患儿缺乏依恋，缺乏交会性注意，不能与儿童进行正常的游戏，更不能建立伙伴关系。 （2）言语表达障碍。 （3）感知觉敏感。 病例二： （1）患儿缺乏凝视、微笑，不能进行正常的游戏，不能建立伙伴关系。 （2）语言表达、理解障碍，自言自语。 （3）兴趣异常重复刻板动作。 （4）存在攻击性行为。 （5）智力低下。
任务目标	根据病例一、病例二诊断结果分别制订康复方案。
任务要求	请你根据任务情景，通过搜索，完成以下任务。 （1）根据诊断报告为病例一制定合适的训练。 （2）根据诊断报告为病例二制定合适的训练。
任务思考	两个病例诊断方案如相同，治疗方法是否可以相同（是否可以采取相同的游戏）？
任务实施	1.病例一：不同障碍的训练 （1）社会交往方面训练。 （2）言语发育方面训练。 （3）感知觉方面训练。 2.病例二：不同障碍的训练 （1）社会交往方面训练。 （2）言语发育方面训练。 （3）兴趣及行为方面的训练。 （4）智力方面训练。

项目名称	任务清单内容
任务总结	通过完成上述任务，你学到了哪些知识？
实施人员	
任务点评	

【做中学　学中做】请为7岁的孤独症患儿设计一款遵守社会规则的游戏。

做中学	
学中做	

相关知识

一、社会交往能力训练

对孤独症儿童进行交往能力的训练，将帮助他们打开心灵之窗，使他们的心理发展迈上一个新台阶。最终引导他们从封闭的自我中走出来。可以说经过训练的孤独症儿童的前景还是很令人乐观的。特别是学前孤独症儿童大部分有了主动语言意识，并增进了语言交往的主动性。表现最明显的是愿意与熟悉的人沟通，并能较好的配合训练。训练方法：①对指令反应并执行；②对人有礼貌（谢谢、再见、主动问好等）；③参与群体活动，比如能按要求做游戏、集会、上课；④训练在一定环境中控制自己的行为、如大小便，集会时安静、进餐、休息时不打扰他人；⑤训练受到夸奖与批评时能表现出恰当的表情。

二、言语发育方面

孤独症儿童的语言交往严重阻碍了他们的社会心理发展。因此对其进行语言交往能力的训练势在必行。学前孤独症儿童交往训练的目标包括对语言的接受、理解、交往、表达4个方面的内容。

1.语言接受能力 听说能力是语言的基本能力，只有具备这一基本能力才能使语言得以发展。可采取的训练有：①对声音刺激有反应，如用眼睛寻找声源，听见门铃电话铃有行动，能听音乐拍手等；②能正确发音，如模仿吮吸动作、模仿发音器官动作如唇、舌、颚，能模仿各种声音（小动物、车辆、风声、雨声、流水及汉语拼音等）；③模仿简单句子，如简单儿歌、唱歌等。

2.语言的理解能力 孤独症儿童因受认知能力的影响，对语言的理解能力比较差。故应加强语言的理解训练。①理解常用名词，如身体各部位名称、应用人称代词你、我、他。②理解常用动词，如会执行动作指令、会做五官和身体动作。③理解常用形容词，如漂亮、危险等。④理解别人的表情，如高兴、生气、瞪眼等。⑤能模仿表情，如高兴、生气、哭、笑等。⑥理解简单疑问句，如你要做什么？你吃饭了吗？这是什么？那是什么？等等。⑦会传递物品和简单话。⑧理解别人的手势、身体动作等。

3.语言表达能力 能向别人表达自己的愿望和要求，是孤独症儿童能有效运用语言的开始。当他们有意识地向别人表达自己的要求并得到满足时，会进一步促进语言动机的形成。①会称呼最亲近的人，爸爸、妈妈、老师等。②会说出自己的要求，我要怎样及会拒绝别人等。③会看图做简单谈话如：这是在哪、都有谁、他们在干什么等。④能用表情表达自己的心理状态：高兴与否、能用手势或身体动作表示要干什么，或拒绝别人的要求，会说自己的姓名、性别、年龄等。⑤会说家庭简单情况，如家中有谁、都叫什么名字、在哪工作等。

三、感知觉能力训练

1.感知觉反应能力训练 孤独症儿童的感觉器官发育正常，但对他们身边的事物却表现出视而不见、听而不闻的淡漠表现。他们的这种表现可以说明他们对外界事物的感受力是很差的，因此应尽早的帮助他们建立对周围事物的感受力，提高反应能力。训练的目标：①接受来自外界刺激。②能寻找刺激物。③能追踪刺激物的方向。④能从表现反应对刺激物的亲疏好恶。

2.扩大感知的范围 孤独症儿童不仅感知的主动性差，感知的范围也非常狭小。因此感知的内容单一。我们在训练时应注意扩大感知的范围，并运用发挥多种感官的功能来丰富感知的内容。训练孤独症儿童：①会使用视觉分辨，如分辨颜色、形体、简单方位等。②听觉分辨：能分辨几种不同的声音、音量大小，高低、好听、难听等。③触觉物体：能分辨冷热、软硬、干湿、光滑与粗糙等。④味觉：几种食物的一般味道与口味。⑤嗅觉：香、臭等。

3.记住感知的内容　人们普遍认为孤独症儿童的机械记忆好。因此学前训练应注意发挥这一特点，通过不断重复，反复强化，使他们能记住曾感知过的事物，并在头脑中形成一定的概念，重复并恰当地表达。只有记住才能表达，这就要求做到使用感知记忆。训练孤独症儿童：①记住曾经见过的一些图形；②会模仿一些声音；③能摸出一两种物品；④能指出刚才吃过的一种食品；⑤能嗅出刚才嗅到的一种食品味道；⑥能躲避臭味。

 知识链接

请扫码查看完成任务清单的知识锦囊。

 能量小贴士

子曰："不患人之不已知，患不知人也。"

——《论语》

 知识拓展

孤独症儿童与正常儿童一样，也有身心发展的过程，同样，也有受教育的权利和需要。特别是学前训练对孤独症儿童发展障碍的矫治更是致关重要，作用尤为显著。孤独症儿童经过为期3个月至1年的系统训练后症状都有了比较明显的缓解与改善。

一、康复治疗目标

1.增进孤独症儿童运动能力。

2.增进认知能力。

3.增进语言交流、社会交往能力。

4.提高自我生存和发展的能力。

5.增进社会适应行为。

二、康复治疗原则

（一）早期干预，长期治疗

应当早期诊断、早期干预、长期治疗，强调每日干预。对于可疑的患儿也应当及时进行教育干预。

（二）科学系统

应当使用明确有效的方法对患儿进行系统的教育干预，既包括针对孤独症核心症状的干预训练，也包括促进患儿身体发育、防治疾病、减少滋扰行为、提高智能、促进生活自理能力和社会适应能力等方面的训练。

（三）个体训练

针对儿童孤独症患儿在症状、智力、行为等方面的问题，在评估的基础上开展有计划的个体训练。对于重度儿童孤独症患儿，早期训练时的师生比例应当为1∶1。小组训练时也应当根据患儿发育水平和行为特征进行分组。

（四）家庭参与

应当给予患儿家庭全方位的支持和教育，提高家庭参与程度，帮助家庭评估教育干预的适当性和可行性，并指导家庭选择科学的训练方法。家庭经济状况、父母心态、环境和社会支持均会影响患儿的预后。父母要接受事实，妥善处理患儿教育干预与生活、工作的关系。

三、康复治疗方法

（一）运动能力训练

运动的发展是人类各种活动发展的基础。对于儿童来讲，运动与其感知觉、语言、思维的发展联系更是密不可分的。在人的肌肉、关节及中枢神经系统中布满了神经结，当神经受到刺激后，会使身体做出适当的反应，改变肌肉张力产生动作，因此通过运动训练可以促进儿童智力的发展和适应能力的提高，对孤独症儿童进行运动训练还可以起到增进注意力及稳定情绪的作用。

1.粗大运动 儿童的发展首先是从大运动开始的。对孤独症儿童进行大运动的协调训练有利于保持身体正确姿势，增大肌肉力量和四肢动作协调性，总之是弥补大脑缺损的有效措施。

（1）全身运动：指导孤独症儿童完成抬头、坐、站、走、跑、跳、蹲、钻、爬、自行转动身体等基本动作。有些孤独症儿童惰性和自我保护意识较强，加之不听指令，在开始训练时往往不配合。这就需要治疗师有耐心，和充分示范，开始帮助完成，反复练习直到熟练能独立完成，就应加大力度和强度训练。

（2）平衡功能：指导患儿独立翻身、滚动、能拉着一只手走平衡木和在宽20cm的两条平行线中行走等平衡功能训练。因孤独症儿童的动作能力较差，加之有自我保护意识强的心理作用，开始训练时会表现出哭闹成拒绝性行为，这时需要治疗师多给一些帮助，还要创造出和谐愉快的气氛，使他们尽快消除恐惧，逐渐变得愉快起来，并愿意参加这种训练。

（3）球类运动：玩球是大多数孤独症儿童喜欢的活动，训练时配合一般比较顺利。我们可以进行连续拍球、相互抛球、传球、踢球等活动。治疗师不仅要加强示范，还要与儿童互动，在互动中提高玩球技能，增进训练的兴趣和治疗师与患儿交流。

（4）动作模仿：边唱儿歌，边动作，模仿小动物动作。有利于提高身体协调和动作模仿能力。

（5）使用器械：使用滑梯、滑板、巴氏球、秋千、转桶、蹦床、跳袋、独脚凳、平衡台等器械进行训练。

2.精细运动　手功能的训练可以直接作用于大脑使之手脑并用，促进协调发展。大多数孤独症儿童的手部功能都很差，手指关节的力量和灵活性，肌肉的张力都比较差，因此对孤独症儿童进行精细动作的训练很有必要。例如：①捏取细小物品；②揉搓橡皮泥；③撕纸；④示指和中指夹豆子；⑤拧瓶盖；⑥抓握物体；⑦涂鸦等游戏进行训练。训练时，要把一个目标再分解成几个小目标，难度由低到高，从帮助到独立完成，一步步地实现。这样，过不了多少时间，我们就会发现他们掌握得很不错，不仅掌握了技能，还提高了速度。从他们专心操作的样子可以说明他们的注意力和情绪的稳定性也增强了。

（二）日常生活自理能力

帮助孤独症儿童掌握一些自我服务技能，不仅能促进其动作发展，还是增强身体健康的必要活动，同时还可以帮助他们养成良好的生活习惯。

1.进食能力训练　孤独症儿童往往受到来自家庭的更多的保护，加上动作能力差，故忽视了对孩子进行训练，使孩子饮食很长时间不能独立，这就大大影响了他们的身体健康。因此，应在日常生活中强化训练做到：①具备饮食的基本能力，吸吮、吞咽、咀嚼、吐出等；②能用手拿食物吃，如拿食品、拿水果、剥皮等；③会使用餐具、勺、筷子、能独立用杯子喝水；④养成良好的饮食习惯，不偏食、不抢食、不掉饭菜、不乱吐食物，能安静进餐。

2.如厕能力训练　这项能力的培养对孤独症儿童是致关重要的，应从小培养。训练孤独症儿童：①解便，会表达便意，按时大小便，会自己解衣裤、排便姿势正确；②会使用便器、不弄在池外；③会处理便后：便后擦干净，便纸扔进纸篓、冲洗便池，正确洗手等；④认识公厕，能识别图形标志，文字标志。

3.脱穿衣服能力训练 穿脱衣服对孤独症儿童比较困难。一般家长为了赶时间，便采取包办代替的办法，这样就更加重了孩子的惰性。因此必须引起重视，及早训练。训练孤独症患儿：①有穿脱衣服的意识，在接受别人帮助时能主动配合；②会脱穿内衣裤、鞋、袜、把鞋放在规定地点；③会穿脱外衣裤、独立系拉锁、扣子、脱掉衣服会叠好放在指定位置；④能主动的带围巾；⑤能在帮助下使用雨具，暑天知道遮阳伞；⑥认识衣服，大衣、毛衣、单衣等。

4.清洁能力训练 有一些孤独症儿童长得非常漂亮，但却不懂得讲卫生。试想一副脏兮兮的样子怎能让人接纳呢？所以一定要从小训练孤独症儿童爱清洁的好习惯：①训练洗手、脸、刷牙、梳头，会在他人帮助下洗澡，剪指甲，会自己擦鼻涕的能力；②训练衣服更换及保持整洁的意识；③认识洁具、毛巾、脸盆等。

（三）社会适应能力

提高孤独症儿童社会适应能力，使孤独症儿童能在成年后参与正常的社会生活，是孤独症儿童训练康复的主要目标。有些孤独症儿童因缺乏正常的沟通方式，加之情绪不稳定的因素，给训练带来一定的困难。但只要坚持不懈的训练和采用适当的方法，会取得很好的效果，但是要正确认识孤独症儿童的行为问题，采取宽容的态度，真诚的接纳他们。

1.认识居住环境及社区 要尽力使孩子认识自己所居住的环境和社区。引导他们对环境产生兴趣，开始他们的态度可能是淡漠的，缺乏应有的热情。但要想办法，加强引导，让孩子熟悉并喜欢这些环境。应做到：①能说出环境的特点，如大楼、大桥、河等。②认识邻居能在提示下恰当地称呼。③在帮助下与邻居的孩子玩耍。④对待表扬与批评：受到表扬能保持良好的行为表现，受到批评知道改正。

2.学习使用社区 随着孤独症儿童生长发育和心理水平的提高，应不断扩大孤独症儿童的视野，特别是通过参与社区活动来改变自我封闭的意识。学前孤独症儿童可在大人带领下参加社区活动、联欢、集会等；可以经常到公园去玩耍。

3.娱乐休闲 随着人们生活水平的提高和培养健康身心的需要，娱乐休闲活动也成为人们生活中不可缺少的内容。学前孤独症儿童休闲娱乐活动目标是：①有娱乐的兴趣，如喜欢看电视、听音乐、唱歌等；②有一些娱乐的技能，如捏泥、折纸、绘画、弹琴或在家长参与下玩过家家的游戏等。

4.有安全意识 有些孤独症儿童缺乏痛觉，触觉，味觉不敏感或怪异。因此，做起事来不知深浅的乱摸乱动，甚至乱吃药品，这就更需要培养他们的安全意识。①要知道不玩火。②不玩用具：暖瓶、剪刀、锐器等危险物品。③不独自过马路，外出不乱跑等。

任务总结

　　儿童孤独症的预后取决于患儿病情的严重程度、儿童智力水平、教育和干预的时机及干预程度。通常患儿发现越早、干预时机越早，训练强度程度越高，效果越好。本病起病隐匿、病程漫长，属于终身残疾。大多数父母常忽略儿童的早期症状，或父母早期已经发现儿童异常，但由于部分医务人员对孤独症缺乏必要的认识，而造成误诊或漏诊，延误病情。因此儿童孤独症的康复和预防方法主要有宣传普及孤独症知识；纠正家长的错误观念；提高专业医生的知识和技术水平；重视早期诊断和早期治疗等。

扫码查看知识测试与能力训练

参考文献

［1］阿朗·T.贝克.抑郁症（第2版）［M］.北京：机械工业出版社，2022.

［2］陈生弟，汤荟冬.阿尔茨海默病及其他痴呆［M］.北京：人民卫生出版社，2023.

［3］戴尔·E.布来得森.终结阿尔茨海默病实操手册［M］.长沙：湖南科技出版社，2021.

［4］黄薛冰.焦虑障碍的团体认知行为治疗临床实操手册［M］.北京：北京大学医学出版社，2019.

［5］雷红星.阿尔茨海默病［M］.武汉：华中科技大学出版社，2021.

［6］李春波.精神分裂症社交技能训练［M］.北京：科学出版社，2023.

［7］唐建良.抑郁障碍研究新进展［M］.北京：中国发展出版社，2023.

［8］王彦芳，曹晓华，张爱霞.焦虑障碍规范化诊疗及临床路径［M］.北京：科学出版社，2023.

［9］翁永振.精神分裂症的康复操作手册［M］.北京：人民卫生出版社，2016.

［10］杨玉凤，杜亚松.儿童孤独症谱系障碍康复训练指导［M］.北京：人民卫生出版社，2020.

［11］袁运录.抑郁症原理与康复［M］.石家庄：河北科学技术出版社，2023.

［12］郑英君，宁玉萍.精神分裂症的疾病管理与康复技术［M］.北京：人民卫生出版社，2019.

［13］朱璟，邓晓蕾，胡志芬等.孤独症儿童早期干预准备行为训练指导［M］.北京：华夏出版社，2023.